醫學人文叢書 medical humanities

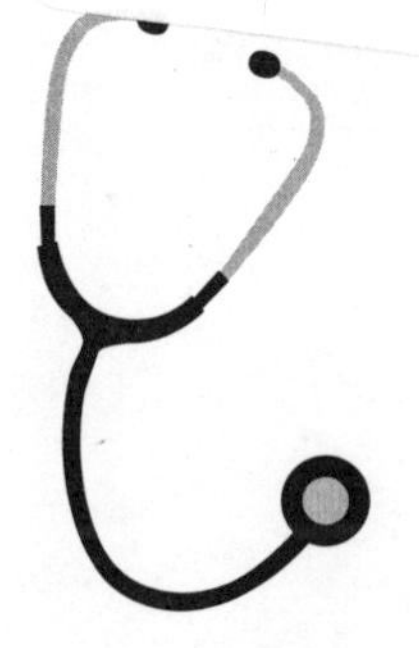

實習醫聲

敘事醫學倫理故事集

14 true stories about medical ethics

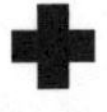

林慧如　王心運　編著

高雄醫學大學

Kaohsiung Medical University

國家圖書館出版品預行編目(CIP)資料

實習醫「聲」：敘事醫學倫理故事集／林慧如, 王心運編著. -- 初版. -- 高雄市：高醫大, 麗文文化, 2018. 07
面； 公分. --（醫學人文叢書）
ISBN 978-986-6105-32-6（平裝）

1.醫學倫理 2.醫病關係 3.文集

410.1619 107008464

實習醫「聲」：敘事醫學倫理故事集

初版一刷 2018／7

定價：300元

編 著 者：林慧如、王心運
責任編輯：張如芷
封面／版型：謝欣恬
內頁插圖：馬睿平

發 行 人：劉景寬
出 版 者：高雄醫學大學
地 址：807 高雄市三民區十全一路 100 號
電 話：(07)3121101 轉 2111
傳 真：(07)3221107
合作出版者：麗文文化事業股份有限公司
地 址：802 高雄市苓雅區五福一路 57 號 2 樓之 2
電 話：(07)2265267
傳 真：(07)2233073
郵 撥：41423894
法律顧問：林廷隆 律師
電 話：(02)29658212

行政院新聞局出版事業登記證局版台業字第 5692 號 ISBN 978-986-6105-32-6

http://www.liwen.com.tw
E-mail: liwen@liwen.com.tw

目錄

推薦序↘

用心看待，以愛敘事

「白色巨塔」、「藍色簾子」是一般人對醫院的刻板印象，雖然白色也象徵聖潔，藍色也象徵自由；但在疾病創痛、生老病死的恫嚇下，在病患無助的慌亂中，白色、藍色也可能變成生命逐漸流失希望的色彩。然而，無論是巨塔或簾子，都該是衛護生命的堅實屏障，因此，如何讓年輕健康且相對順遂的準醫師們，懂得在「病人老師」前更謙卑學習？如何調和醫療專業主導與病患權益保障的根本衝突？如何更能貼和「醫」「生」的真實使命？如何讓醫療更有溫度、更具人情？……在在都是醫學人文、同理培養的重要課題。

欣喜高醫有王心運教授、林慧如教授兩位瑰寶，多年來默默為生命倫理、醫學倫理奉獻心力，為制式荒漠挹注人文甘泉，以「敘事醫學」作為主軸，期望激盪臨床倫理的反思。九年來的堅持，透過「敘事醫學倫理」課程，不斷耕耘醫學倫理的園地，讓同學們將臨床最直接的感受，以說故事的方式，讓醫學專業還能保有人的溫度，這是正式進入杏林前必須培養的素養之一。透過案例的故事書寫、交流評讀，讓理論產生更真實的感受，進而深化倫理內涵。

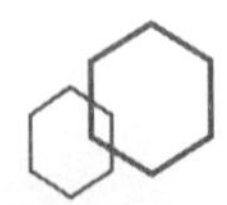
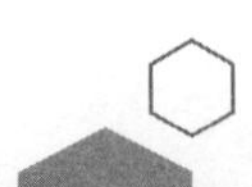
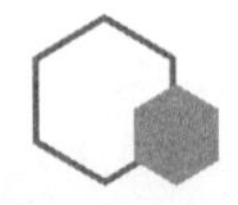

以心印心，以愛傳愛，欣見課程團隊多年辛勤播種、耕耘後，終見開花結果，本書《實習醫「聲」》是繼《白色倒影》（2015年）、《藍色簾子》（2016年）之後的第三冊案例結集。所蒐集之十四則倫理故事，當用心閱讀、以愛理解之後，便會發現，每一則故事都包含數個微觀，彙整之後，自然形成巨大的宏觀，也是醫學教育亟欲建構的生命視野。醫療照護應時時謹記「以病人為中心」，因此，透過本書的編輯、出版，希望能提醒每一位醫療人員莫忘初衷，在工作崗位上盡力，讓疾病得以痊癒或控制，讓痛苦得以消除或緩解，讓生命重現尊嚴與價值！

鍾飲文

高雄醫學大學內科學教授
高雄醫學大學附設醫院院長

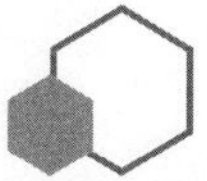
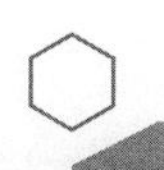

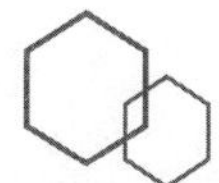

推薦序

有著生命感動的十四堂課

打開e-mail，傳來高醫大人文與藝術教育中心的林慧如老師及王心運老師要出版的一本書，是由這兩位老師所帶領的學生初進醫院實習的見聞《實習醫「聲」：敘事醫學倫理故事集》，本來對我這個老醫師而言，過去看診、查房、開刀無數，這些都是再平常不過的事情，然而在王及林老師的帶領下，這些高醫大的實習醫學生初入醫院觀察入微，醫言醫語下筆活靈活現，以「臺灣話國語字」呈現醫院快慢起伏節奏，隱然透露出生命脆弱而無奈的一面，鋪陳溫馨、感人的「極短時間內的故事」。

下了班，忙完一天事，一鼓作氣反覆閱讀，當我看完已是半夜了！老師的用心指導而學生的真心感動，一群莘莘學子一點一滴用「醫院巨塔」的故事，真實刻劃「醫病瞬間互動」，好似歷歷在目！這本書記述著一群「醫學新血輪」懷著探索人們生命在「困頓、打結、生病的日子」進廠維修的時刻，走入醫院。隨著病人病情變化，他們細細記下病人、家屬、醫師的瞬間有限對話，彷彿現場時間凝固了，感悟生命故事也反映背後教育的意義！

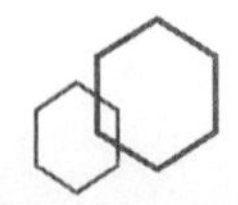
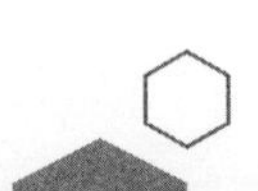
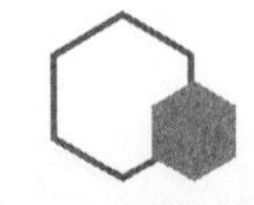

這一個個從學校走進醫院的實習醫學生們，依著臨床老師、學長姐的腳步，循著病室、診間或面對著病人，有如穿梭於各種疾病橫行的戰場上，好似初入戰場的戰士聽見自己內心深處的顫動，心中的五線譜彈出生命樂章，述說著五到十分鐘的接觸，時而烽火時而寧靜，在心中泛起陣陣漣漪！像吳沛禧同學的「一抹燦爛地有些牽強的笑容在阿順媽媽的臉上綻開」多麼深刻又寫實啊，訴說著孩子生命殘缺時一個為人母無奈中的溫柔。王顥蓁同學的「平靜・不平靜」形容ICU內病人病情直轉急下，醫護搶救過程、家屬的不捨以及無情「急」病，深深烙印在這學子身上！

這真是一本值得大家共賞及擁有的一本好書！有著對生命感動，有著倫理上掙扎，也有專業的解說，讓平常醫療從業人員之間的對話、互動，有即時的迴響，揭開了小小醫師們的面紗！這是一群新生代的「小菩薩」走向健康照護的初體驗，也給我們上了十四堂課，真是一本好書，我強力推薦！

鄭紹宇

高雄榮民總醫院副院長、博士、教授
國際健康照護品質協會品質專家ISQua FHQS
臺灣醫療品質協會學術研究發展委員會主任委員

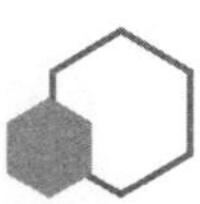
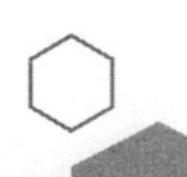
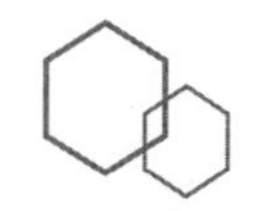

師長序

醫學倫理教育的最佳方案

威廉・奧斯勒爵士（Sir William Osler）曾說過「醫學是一門有科學基礎的藝術」（The practice of Medicine is an art, based on science），也就是說，醫學基本上是屬於人文的藝術，不同的是它有科學的基礎。

科學與人文

英國物理化學及文學家斯諾（C.P. Snow,1905-1980）於1959年提出「兩種文化」的說法——斯諾命題，其論點是西方社會的所有智識及知性活動已不幸被分成兩種彼此離異的文化，即科學文化和人文文化，此文化的區隔對解決世界上的問題有重大障礙。科學文化與人文文化迄今仍持續有相當的隔閡，多年以來嘗試連結兩種文化的努力從未間斷，其中以科學史及倫理學為中繼最被看好；在醫學領域，倫理學則是聯結醫學科學與人文的橋樑。醫學科學是必須的，但只有它是不足的，科學史及倫理學皆證明了它的必須，也證明了它的不足。

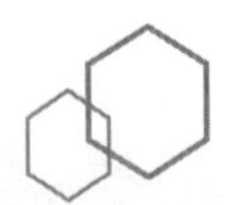

倫理教育是聯結科學與人文的橋樑

醫學知識的傳授不會使人成為好醫師！這可從科學智慧與人文智慧分別來談。醫師熟稔了系統的醫學知識，包括了診斷、治療及尖端儀器設備，這只是基本，不能等同於就可解決醫療問題。病患有了病痛（illness）並不會精準地掛到對的門診科，那些依器官別設立的分科以方便醫院經營管理及科際作業，也不會如教科書中的某特定疾病（disease）所列的症狀徵象演給我們看，讓我們做出正確的疾病診斷。我們除了基本的醫學知識外，尚需有臨床推理（clinical reasoning）技能（科學智慧）才有可能找到正確的診斷，並且在此以前，我們尚且需有倫理推理（ethical reasoning）技能（人文智慧）以協助我們面對及傾聽他們的故事。只有如此，我們才真正看到了人，同時也看到了疾病、疾病與病患的關係，並能感受到病痛對於病患的衝擊。

醫療以人為本，良好的醫病關係及信任，將帶領醫療過程自始而終舒緩柔軟保持在最佳狀態，從初見面的好感覺，至病史詢問，完整毫不保留的病史因此提供了最佳的臨床依據，而建立即時正確的疾病診斷，同時也因對病患這個「人」及病痛對於病患衝擊的了解，因應的治療處置項目就能選擇真正符合病患所需，良好的醫病與同儕關係及信任又使

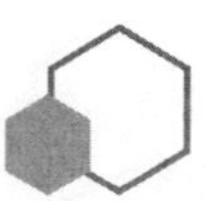
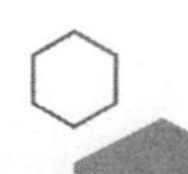
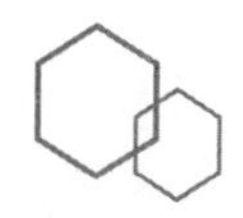

病患治療順應性（compliance）更佳，進一步優化團隊的治療成效。但最後即便我們做出正確的診斷，給予病患實證醫學研究建議最佳的治療，也不會成功治療所有病患。因為我們知道現有的最佳的治療未來都可能會改變，現有同樣的治療有的病患成功，有的卻失敗，甚至出現不良反應或死亡。因此我們只能用百分比或者機率來說明。此即是「醫療的不確定性」，也就是醫學作為科學來講是不完美的，也如陳康盈同學於〈金色手錶〉中提到的「醫學的美，在於它的不完美。」醫學是個稚齡的科學，有太多的未知。作為一個醫師需兼有理性及感性的層面，前者是科學的、剛毅的，及依實證醫學基礎診治疾病；後者則是人文的，柔軟且善解人意，及依倫理素養面對及撫慰病痛。好醫師需有面對臨床困境及醫療的不確定性做出較佳決定的能力。倫理素養是好醫師的基底。因為倫理，「人」成為了醫師，也因為倫理，「醫師」尋回人的本性。

讀寫故事——倫理教育的最佳方案

　　說人生的故事，說故事的人生，我們的人生是由故事建構而成。人有愛聽、愛說故事的本性。經由故事的傳遞，事實的感受更為真實，輕易地就跨越了人與人之間的鴻溝，觸

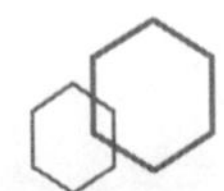
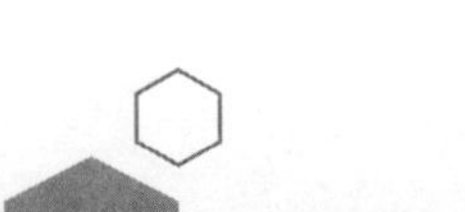
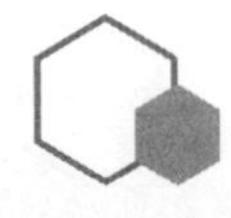

碰心靈的最深處。有血有肉的好故事能啟發及感動人，讀完後久久不能自已，衍生出自省及反思的空間，指引方向，激發熱情，最終改善自我。讀寫故事因有深入人心，可長可久的效力，因此在學校教育期間是築底人文及倫理素養的好方法，畢業後於醫院工作階段更可喚醒初衷、回歸本心，成為身心靈安頓的快樂醫師。我多年以前參加了高雄醫學大學王心運及林慧如老師主持的敘事倫理工作坊，大開了眼界並收穫滿滿，受益良多。恭喜高雄醫學大學及同學們有如此豐富的學習課程，這在過去是從沒有的，也感謝老師們多年以來運用敘事倫理學教育為醫界成功培養出了科學與人文素養兼備的醫學生。

陶宏洋

高雄榮總呼吸治療科主任
胸腔內科主治醫師
現任高雄榮總倫理委員會委員
高雄榮總醫學倫理委員會教學組組長

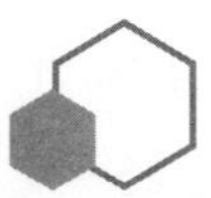
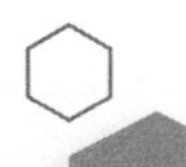
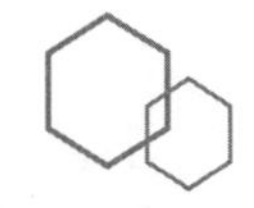
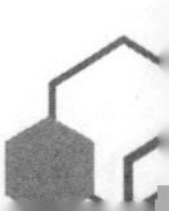

師長序↘

激發感動與審思的醫學倫理

「到底要不要急救？」「到底要不要放鼻胃管？」「到底要不要開刀？」等許許多多在醫療場域是每天多方當事人必須面臨的課題，包括：醫護專業人員、病人與所有家屬等。而這些問題真的只有自己親身面對之後，才會有所感，否則往往覺得好遙遠，甚至事不關己。但對第一線的醫療工作人員而言，這些「醫學倫理」的議題每天都在發生。雖然，最後決定權主要還是必須仰賴病人或家屬決定，但在給家屬建議前的前置診療規劃，往往考驗著專業人員對於該病人身體、家庭、社會等整體狀況的深入了解，考量「身心靈」各方面，方能給與家屬一些適合的選擇方案。所以醫療專業人員所面臨的「醫學倫理」衝擊，並不亞於病人及家屬，尤其他們每天要同時面對許多病人，更是如履薄冰。

隨著時代變遷、科技進步、疾病種類與診療方式日新月異，「醫學倫理」的議題有增無減。此外，隨著資訊洪流的來臨，過去「醫療高度知識不對等」的狀況受到相當衝擊，尤其網路上充滿似是而非的醫療知識，讓民眾以為上網擷取淺碟式的資訊，就儼然成為專家，進而挑戰專業人員多年的經驗與訓練。這也常是導致醫病間不和諧的原因之一。

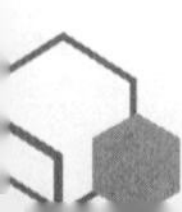
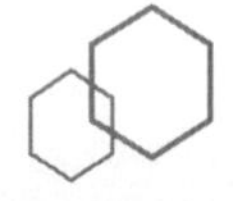
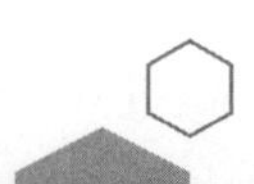
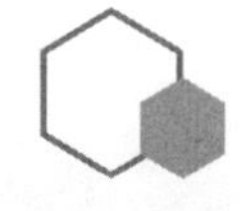

「醫學倫理」已多年成為醫學系學生養成教育期間必修的科目。然從課堂單向式授課學習，學生們往往滿腦理論與名詞，不知如何應用，甚至課程結束後，又還了一部分給老師。數年前，高雄醫學大學醫學系已在醫學人文教育學科王心運老師與人文藝術教育中心林慧如老師的先知灼見下，利用「敘事醫學」的教學法，將這原本較枯燥的課程藉由學員實地深入個案，激發學生內心對病人身心靈的感觸與實際醫療的需要，激發他們審思，也順勢將「醫學倫理」活用於臨床場域。

每篇故事都是學生們親身經歷的實際案例，各個都非常精彩，讓讀者有如親臨現場，一起感受，真的相當值得讀者們深深體會與回味。

陳彥旭

高雄醫學大學醫學系教授
附設醫院院長醫務秘書室
附設醫院內科部副主任

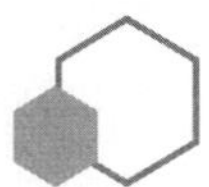
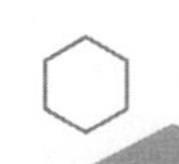
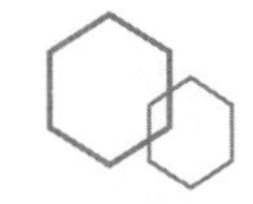
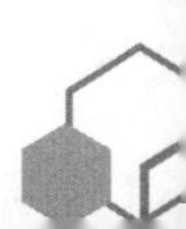

編者序↘

這次我們把鏡頭移至一個濕霧迷茫的角落，透著他們的微微淚光，看待因病痛而受苦的人生。

他們是實習醫學生，也將是未來照顧大家健康的主治醫師。在經歷大三、大四瘋狂的知識轟炸後，他們第一次正式進入了醫院，接觸以前只存在於教科書裡的各式病人，連帶想像著各種生理與病理的現象。不分男女同學，穿著短短的白袍，有時還煞有其事地帶個聽診器，口袋裝著防範老師突襲提問的醫學寶典，於白色巨塔下作個安安份份的觀察者。

然而醫院可不是個容易適應的地方，有許許多多不同的醫療人員，老師、學長學姐、護理師、志工、社工師及心理師等等，各自忙著自己的工作。偶然會注意到實習醫學生們的存在，也許不知道他們已經來多久了。

但是真正挑戰他們心靈的，或許是一幕幕真實上演的醫師與病人的故事。一般人恐怕很難像他們一樣，在短暫的時空裡，可以親身接觸到這麼多關於生離死別的故事。這些經歷讓他們在不脫稚氣的臉龐上黯然多出一份老成。我們可以讀到超出他們這個年齡的一種成熟，像許璨文在〈五分鐘的約定〉裡寫道：

在醫院我才發現，有時候笑不是代表開心，它可能是無

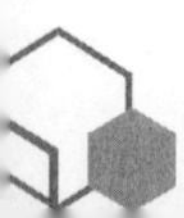
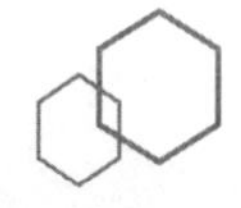
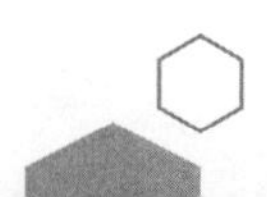
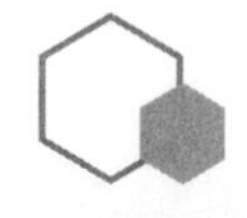

奈，或是當你無從回答、無計可施時，它就是一個答案。在面對這麼多我們難以解決的處境，看著家屬或病人悲傷的眼神，卻不能忘了給予支持與鼓勵；縱使遺憾，也不能輕易在他們面前流下眼淚。

對於我們這些遠逾不惑之年的老師而言，實在為他們感到心疼，因為將生死作為專業成長的背景，對於二十多歲的年輕人而言需要多大的勇氣啊！

然而，雖說不輕易在病人面前流下眼淚，但多少故事終究是以微濕的眼眶結束他們的一天。

這些小故事構成是由麗文出版社與高雄醫學大學合作的第三本醫學人文叢書，我們謝謝麗文出版社對醫學倫理故事集的大力支持。不同於以往，此次出版有著更清新的設計，以及更適合一般人閱讀的編排。因為我們發現在當今稍嫌緊張的醫病關係中，實在有必要讓一般大眾對醫師養成教育有更深的理解以及同理心。在許多故事裡，我們看到這群被外界視為天之驕子的人生勝利組，其實也是含著淚水走向他們的人生抱負。他們要的大部分不是功成名利，而是維持一貫作為好學生、好子女，甚至是好公民的單純心理，將自己數年的刻苦所學，努力轉換為病人或家屬的一聲謝謝，或是痛

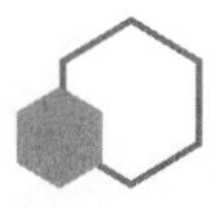
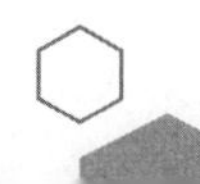
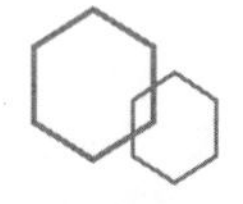
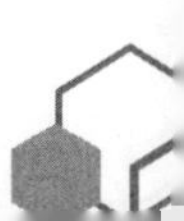

苦中短暫的笑容。

也因此，本書特意為一般讀者增加了許多友善閱讀的設計，包括：以「醫學小學堂」整理故事中出現的醫學專業術語、以插畫「實習醫學生的一天」呈現實習醫學生的日常，並且把許多人無法分辨的醫師職級也做成簡要圖說。為此要感謝M101沛蒨協助小學堂的編寫，以及M101柏翰對臨床學習環境的說明。這些介紹最後由馬睿平老師設計成精美的插畫。希望這對一般非醫學背景的讀者能有環境導覽的作用。

至於序言的部分，本書很榮幸邀請高雄醫學大學附設醫院院長鐘飲文教授作序。鐘院長是本校醫學人文教育的核心人物，其對醫學教育的清晰思考，以及其溫文儒雅，一直是我們學習的模範。另外我們特別邀請高雄榮民總醫院副院長鄭紹宇教授為本書作推薦序，多年以來，高雄榮總每月舉行的醫學法律倫理討論會，一直是我們這些醫學倫理教師心靈充電的地方。鄭副院長以親身參與展現對於醫學倫理教育的支持，並且經常提出切中要點的指導，往往使現場的我們欽佩不已。我們也要感謝「醫院裡的哲學家」陶宏洋醫師，以及高醫醫學系陳彥旭教授賜稿。陶醫師深厚的人文素養，且以「蘇格拉底方法」主持倫理討論會的精神，促成醫療、倫理、法律長期的跨專業學習，已經為醫學倫理教育開展出一

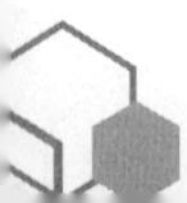
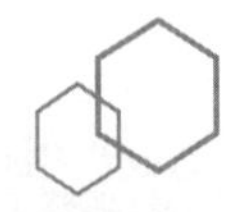
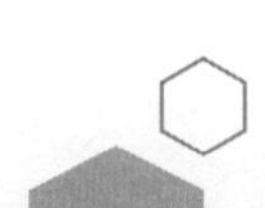
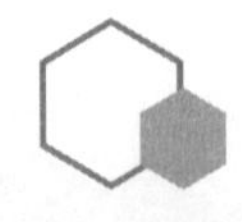

片清新風景。而陳彥旭教授自擔任醫學系主任時期起，便一直支持本課程，為高醫帶來了良好的醫學人文授課環境。除親自擔任課程主負責教師之外，課程中陳教授每每分享自己感人的行醫故事，印證了說故事在臨床實務中的重要性。

自己當然不能感謝自己，可我們研究團隊彼此互補與督促，還有助理郁竹、憶湄和琬云一同參與腦力激盪，協助編輯校正與聯繫等繁複的工作，大家都不斷在摸索中成長。本書的出版還要感謝科技部醫學教育學門對敘事醫學發展計畫的支持補助，以及感謝麗文張如芷小姐的用心編輯，故事集才可能如期成書。

最後要感謝的是本書真正的說故事者，本校醫學系M100、M101，以及後醫學系BM102屆的同學們。很多學生是我們從一年級相識到五年級的朋友與夥伴。看著他們專業知識與內心世界的成長，心中充滿著感動與期許。感謝他們無私地提供自己的故事，感謝他們用心寫下好故事，感謝他們共同為高醫的敘事倫理發展所奉獻的一段青春歲月。

王心運

高雄醫學大學醫學系副教授

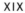

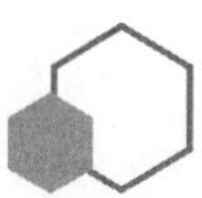
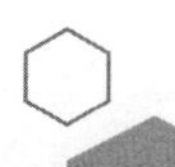
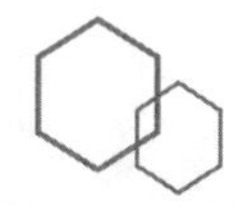
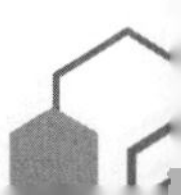

導讀

醫學與人文的交會

從文學小說到電視影集，「白色巨塔」是人們對醫院的想像：在巍峨的高塔內，臨床似乎是充滿神祕故事的地方。人們對醫療故事特別感到好奇與興趣：一方面，醫學的崇高令人憧憬：一個能救人濟世的專業，是多少優秀學子的夢想目標？另一方面，醫院的幽深也使人卻步：對社會大眾而言，若非萬不得已，誰想進到這令人望而生畏的迷宮？再加上高度專業化所形成的知識藩籬，巨塔內的故事就更加懸疑而令人想要一窺究竟了。

如果一般人想突破醫學的專業結界，從中開闢出一條小徑，展開一方可見的視角，「實習醫學生」應該就是最理想的先鋒部隊了。「實習醫學生」是介於「常人」與「專業」之間，一個「常人以上，專業未滿」的特殊角色，因為身負習醫的重要任務，他們擁有一般人所沒有的，能穿梭於醫院的特殊通行證。同時，這群醫學專業上的菜鳥，也還保有一般人的清新目光，他們好奇、熱血、敏感、努力。透過他們的視角，我們可以穿透醫院的神祕帷幕，進出於醫院的診間、病房、超音波室、開刀房及討論室，隨著他們趕上晨會、跟診、查房、跟刀，直到夜間學習，逐步拼湊出醫學養

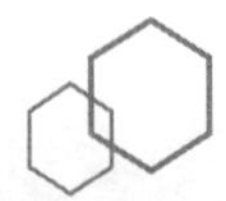
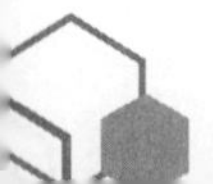

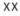

成的寶藏地圖。

若說到習醫道上最珍貴寶藏，也許人們會猜想是某種獨門絕學或密技。的確，習醫過程最重要的工程之一，就是要從經驗中提煉出一套套精緻完整的「病情腳本」（Illness Scripts）：它就像是濃縮的心智圖庫，讓醫師迅速提取有效的臨床資訊，以之結合於抽象的生物醫學知識。有經驗的醫者即是擁有豐富的病情腳本，故能直覺般地做出精準診斷，這或可稱為「臨床推理」的武功祕笈。當然，這方面自有醫學專業師長一路指導提攜。然而，除了顯性的專業知識之外，醫道之中其實還包含另外一重隱性推理，這種智慧內化而深藏，因此不容易以抽象法則來簡化說明，但是，那卻是使醫學晉升至藝術殿堂的祕密途徑。

如果一種智慧很難用抽象原則表達，但對於日常實踐又至關重要，那麼最好的方法，或許就是對具體的事件進行精密的描繪，用故事來呈現事情發生的前因後果、人物作為的各種動機。這樣的手法或許就能保留所有關鍵的細節，最後還原出一個更高層次的原則。這種方法固然可說來自西方現象學對人文科學的啟發，事實上，在《史記・太史公自序》中有謂「子曰：『我欲載之空言，不如見之於行事之深切著明也。』」我們看到千百年前的孔子與司馬遷早已自覺地使

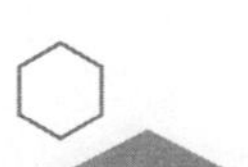
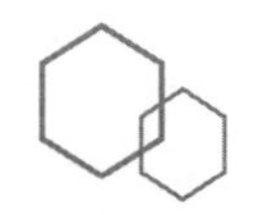
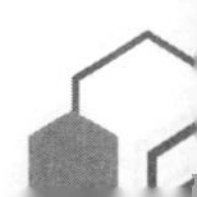

用這樣的手法。用敘事來保護人文知識的傳遞，似乎是古今中西共通的智慧。

這本書名為《實習醫「聲」》，顧名思義，是「實習醫學生」所寫下的「習醫心聲」。這是高雄醫學大學的同學們用心寫下的故事。故事中記載著日常實習中的點點滴滴、飽含著散佚在習醫道上的珍寶：對於醫學領域及醫學教育的圈內人而言，忠實記錄著醫學養成的階段性的里程；而對於廣大的一般讀者而言，則或許帶來不期誤入醫學堂奧舞臺幕後的驚喜。我們可以視其為「醫學人文養成地圖」。隨手列舉其中俯拾皆是的佳句，便可勾勒出習醫過程不同時份的經典畫面：

【新人】

> 這天，來到了心臟內科，懷抱著一點點興奮心情，混雜著些許不安，準備迎接新的開始。
>
> 〈十年〉

> 那是個溫暖的早晨，為了趕在8點半跟診的我，起了個大早……耀眼的陽光灑在臉上、微熱的風徐徐吹在身上，有什麼能比這樣更幸福呢？做自己喜歡的職業，每日接受醫學知識的洗禮，朝著自己的目標前進，對我而言這種生活再美好不過了。而我完全想不到，自己將面

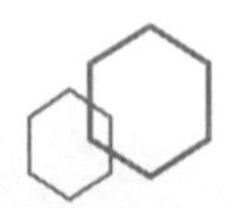
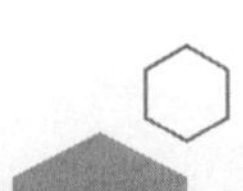
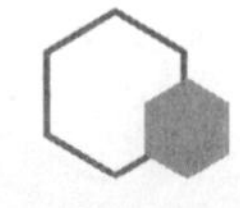

臨一個殘酷的事實……這殘酷的事實讓我上了一堂最寶貴的課。

〈說不出口的事實〉

查完房後，一夥人回到station，確認好接下來的醫囑和工作，就各個分頭忙去了，只留下我這個還搞不清楚狀況的clerk和老師四目相接。

慘了，該不會老師要電人了吧，我是不是應該要先問個問題，先發制人，但是……但是，要問什麼啊？！

〈3A35-3〉

根據交接文看來，這兩個禮拜將是場硬戰……。胸腔內科的病人病情複雜、一日多變，加上課程緊湊，一直是實習醫學生間口耳相傳學習紮實的一科。

〈你，不再是孤單一個人〉

【身分的轉換】

實習醫學生，其實是醫院裡最尷尬的角色。我們身穿白袍，卻沒有執行任何醫療行為的權力以及責任，只是披著學習的外衣，在醫院這個大觀園裡當劉姥姥。我們努力在這個工作場域裡尋找自己的一點存在價值與角色，卻往往鎩羽而歸地退回那個名為討論室的安全地帶。即

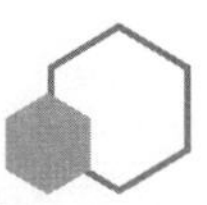
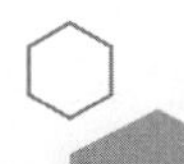
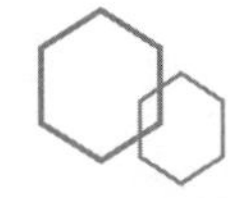

使只是替老師打個電話聯絡別人，對我們而言都是難得可以讓自己更有參與感的重要事項。

〈母與子〉

有人說我們就像路障一樣，差別就是長了腳，不停在後頭窺探學長姐以及老師在下什麼order，再偷偷拿出幾乎全新的藥典對照；在病房，充其量也只能說是個記錄員，抄下所有聽到的資訊，要不是躲回討論室查資料，就是跑到station，找看起來沒那麼兇的學長姐或護理師求救。

〈五分鐘的約定〉

【習題】

一開始，我不知道視線要停留在哪裡才不會顯得很無禮……。

〈阿順〉

隔天我看著這樣的監測數據，憂心忡忡地去問主治醫師。

「老師，第一間張〇〇的其中一個胎兒胎心音好像不太妙。這樣要怎麼辦？」我問。

「你覺得呢？是不是應該要幫她剖腹生下來？」

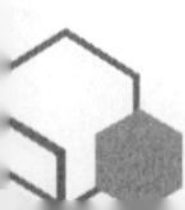
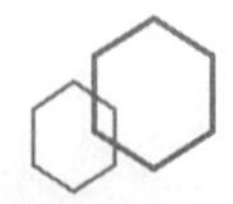
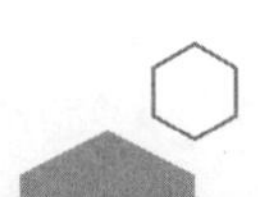
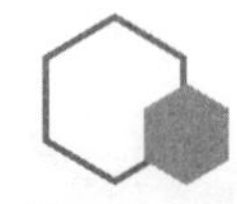

我思考著……。

〈乃子平安〉

會，沒，事，的，這四個字卡在喉嚨，我沒有說出口，因為，我不知道能不能講，該不該講。狀況看起來好像沒有那麼樂觀，不知道是否會給家屬太多希望。沒事，在此時此刻，成為了過多的希望……

〈平靜・不平靜〉

回討論室途中，我想過了千百萬種嘗試跟她說明的方法，仍想不到要怎麼跟她說這已經是子宮頸癌末期，平均病人五年存活率不到五成的事實呢？

〈說不出口的事實〉

【師長】

楊把聽診器繞在頸上，面帶微笑。他的溫柔和耐心總是只留給病人。

〈藏〉

醫師頓了一下，嘆了一口氣，說道：「這是最近最麻煩的一個病人，這幾天我們要準備跟她拚了，盡量讓她撐到三十四週，不過我覺得應該很難撐到那時候……。」

〈乃子平安〉

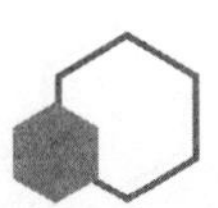
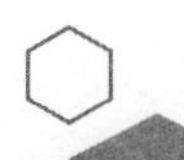
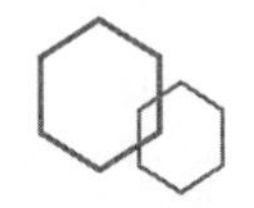
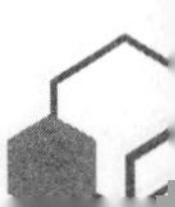

最後一天要離站時，我忍不住問了老師，這一行這麼辛苦，她有沒有後悔過。

「婦產科是我的初衷，到現在一直都是。」老師眼神堅定地說。

「當然有時候也是會累啊，會覺得或許我不做還是會有別人來做，應該不是非我不可吧。但是當你想想那些癌症的病人，一聽到自己得癌症，誰不希望馬上開刀，連一天都不想拖啊！或許我在睡覺的同時，他可能根本睡不好，或是一直在哭，他們也在受折磨。想到這些我就寧願自己累一點。這應該說是，醫生的天職吧！」

〈五分鐘的約定〉

【受苦的他者】

此時，老先生用帶著金色手錶的手，從他那鬆垮不合身的灰色西裝褲口袋中抽出了數小張折得厚厚的紙，有紅色的、白色的，來回用手把它們攤平放在桌上。我瞄了一眼，上面寫著——【離島居民就醫交通補助申請】。

……一個年逾八十的老人家，又是容易跌倒的高危險族群，一直以來都是這樣來回高雄和金門來治病。我想像著老先生駝著背，獨自一人扶著拐杖穿梭在機場的人群中；獨自一人坐在診間外度過漫長的等候時間；獨自一

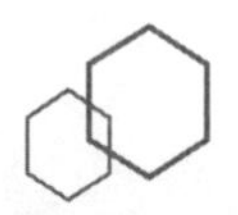
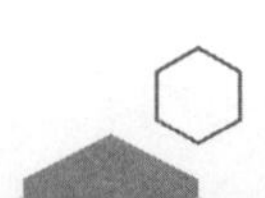
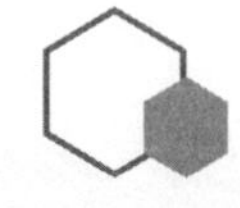

人面對病魔和自己逐漸衰老的身體……

〈金色手鍊〉

一旁一直默默看著的淑惠爸爸，悄悄挪動年邁的身軀，到玻璃窗旁的白牆邊，拿出面紙，偷偷擦掉他歲月歷練的臉龐上的淚珠。他別過頭，背對著玻璃窗，微微低下頭。爸爸在撐起一個家、成為支柱的時候，收起了自己的軟弱還有情緒，可是在看到自己的女兒在裡頭急救時，他的脆弱、他的堅強、他的無計可施形成巨大矛盾。

〈平靜・不平靜〉

【情感的連結】

……才踏出病房外，我就開始想念肉包，非常真心地祈禱他的童年，能少一點曲折和痛苦，希望他能熬過兩年半的療程，前去體驗他豐富又瑰麗的人生旅程。

10EN的病房有時充滿著笑語，有時也出現讓眾人措手不及的緊急狀況……這些小客人來來去去，在他們跌跌撞撞的生命中，時常有特別的白衣朋友們陪伴著。老師和學長坐在電腦前面，又為某個病人的生理數據跟治療方向皺著眉頭討論起來。象徵絕望的癌症發生在他們身

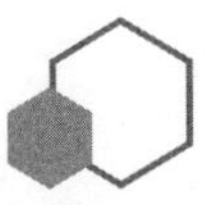
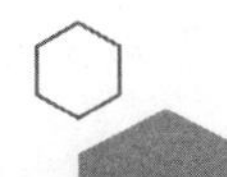
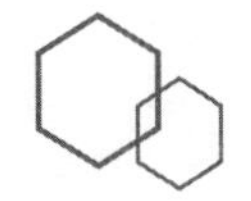
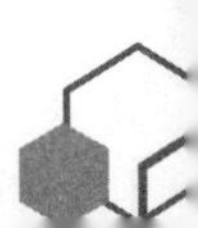

上，像是殘忍又令人不能置信的事，但他們是孩子，本身就帶著無限可能，絕望與希望交織成有點矛盾的色彩，把白色的病棟，染成繽紛的遊樂場。

〈白色遊樂場〉

我有些不自然地撥了撥額邊的頭髮，順勢用白袍袖口抹掉還沒滴出眼眶的眼淚。
不曉得林醫師是否意識到我正努力遏止自己可能潰堤的眼淚，他將身體轉回了面對診間螢幕的方向，背對我沒再多說什麼。就在他轉身的一瞬間，我似乎看見了他有些泛紅的眼眶。

〈母與子〉

看著母子間難得見面的情感交流，我也就此豁然開朗。
有這麼一瞬間，我彷彿感覺到其實許先生了解所有情形，明白母親的用心，也下定了決心陪伴在側。

〈心辮〉

我站在一旁，將這種種看在眼裡，不知為何突然顯得畫面濕霧迷茫。

〈3A35-3〉

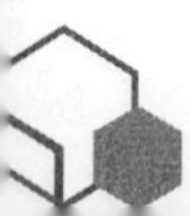
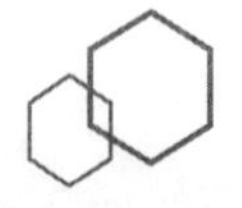
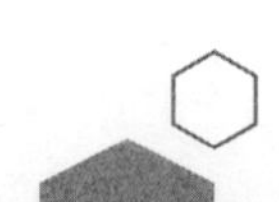
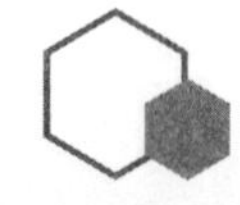

【醫學之美】

或許對於癌末病人來說，生活中除了治療與追蹤外，也沒有什麼事能讓他們重燃希望，但藉由這樣的方式，可以讓她知道，還有事情還沒完成，她還有一次又一次的追蹤，而她也會惦記著老師對她的關心。這樣一想，我才發現，醫學之所以偉大，不是治療，而是能給人希望。

〈五分鐘的約定〉

「醫學的美，在於它的不完美。」我永遠記得某個心臟外科的老師說過的這一句話。在醫學生涯中，我們注定要面對數不清的生老病死，對於能夠留下的生命，我們放手一搏地緊緊抓著；對於注定要逝去的，我們也必須坦然地放下。醫學知識的浩瀚，是它的魅力，也是它的無奈。

〈金色手錶〉

這時才恍然大悟：我們面對的並不是疾病，而是一個個活生生的「面容」，一切道理突然清晰了起來。身為醫者的使命不是單純治療疾病本身，而是透過與「面容」的對話找出癥結點、拯救一個個深陷其中的人們。

〈面容〉

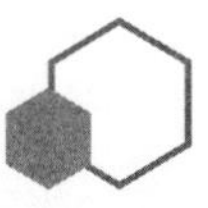
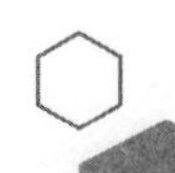
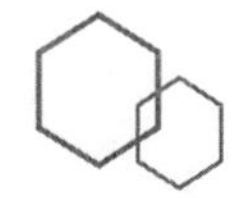
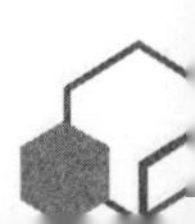

理想的醫學應該是一種人性科學。十九世紀著名的公衛先驅特魯迪醫師（Dr. Edward Trudeau）曾留下「醫學之功」的傳世名言：「偶爾治癒，常解痛苦，永賜安慰」（To cure sometimes, to relieve often, to comfort always）。在醫學知識與專業技能之外，對於人性深度的體認，是使醫者得以登入醫道殿堂的最後心法。這種人性應對的智慧腳本，雖然不是不傳之密，卻鮮少被系統性地整理記載。藉由這本故事集的整理，我們希望能記錄下醫學的人文足跡。

林慧如

高雄醫學大學人文藝術教育中心副教授

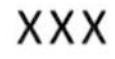
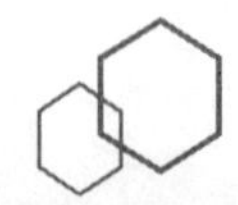
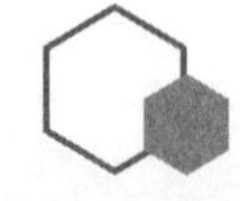
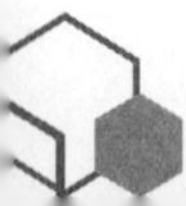
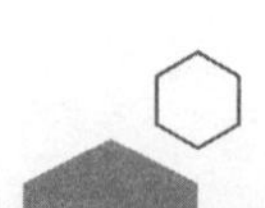

實習醫學生的一天

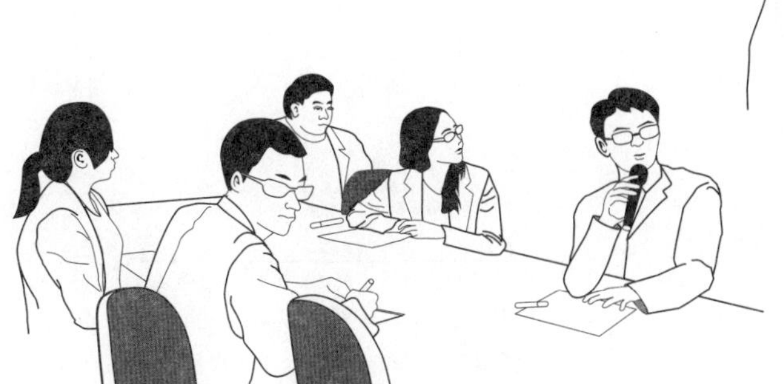

晨會

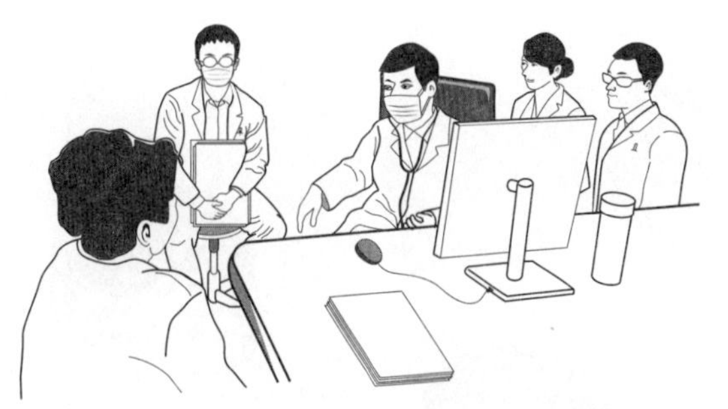

跟診

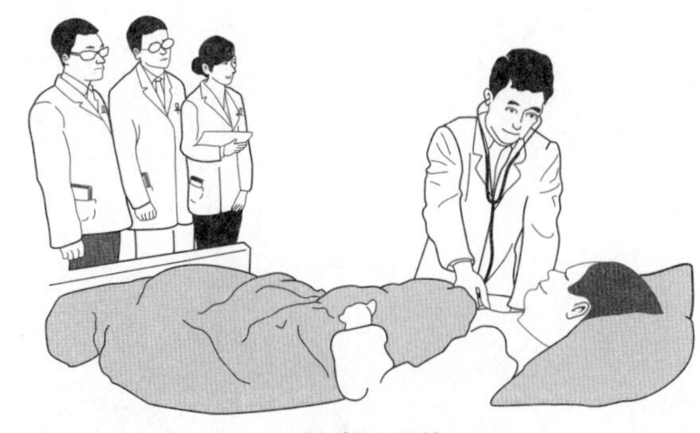

教學活動

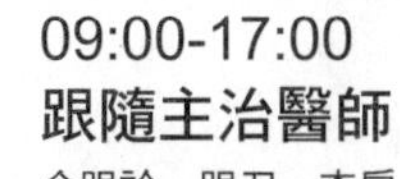

07:00-08:00
晨會（含交班、教學）
含臨床病理討論、病例討論、主題報告等

09:00-17:00
跟隨主治醫師
含跟診、跟刀、查房，
及其他教學活動

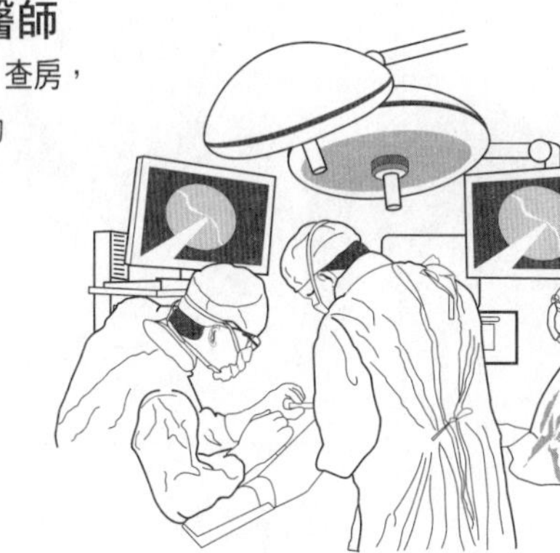

跟刀

18:00-21:00
夜間學習
一週一到二次，住院醫師指導照顧病人或教學活動，如：基本器械使用、超音波或插管等教學

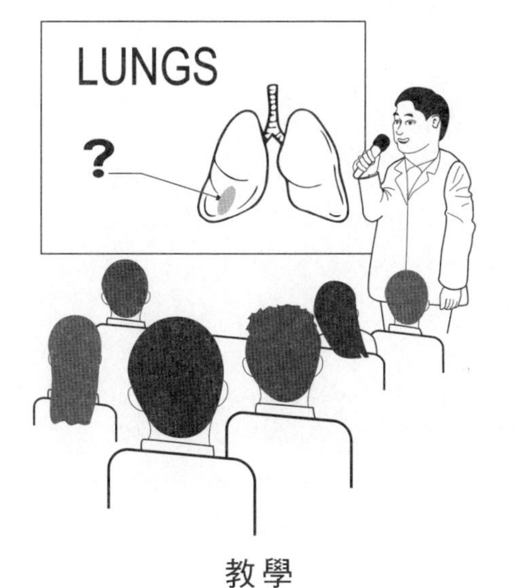

教學

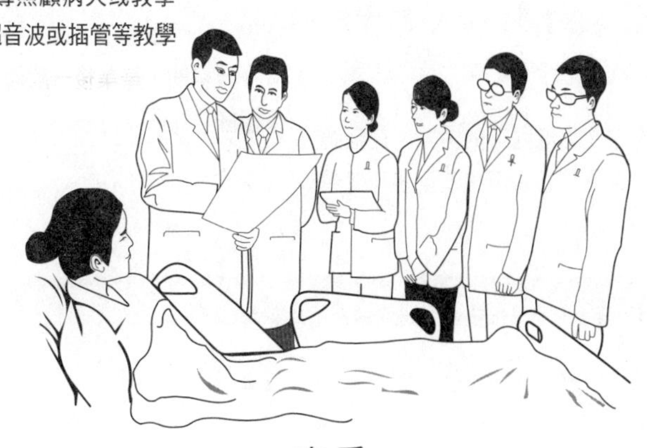

查房

醫師職涯發展圖

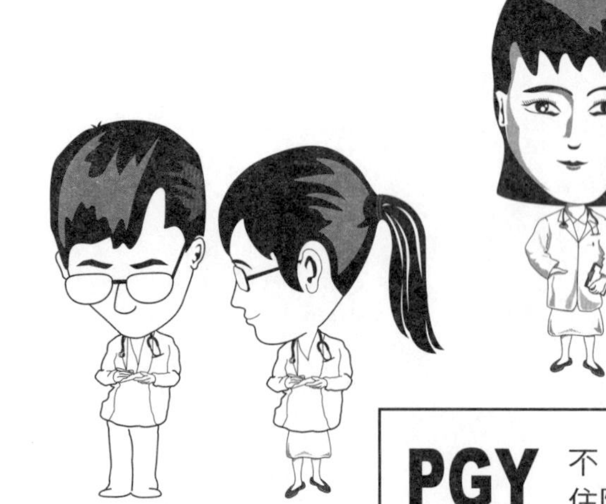

Clerk 實習醫學生
Intern（七年舊制）

醫學生接觸臨床的開始，在老師與學長姐指導下輪流至各科實習

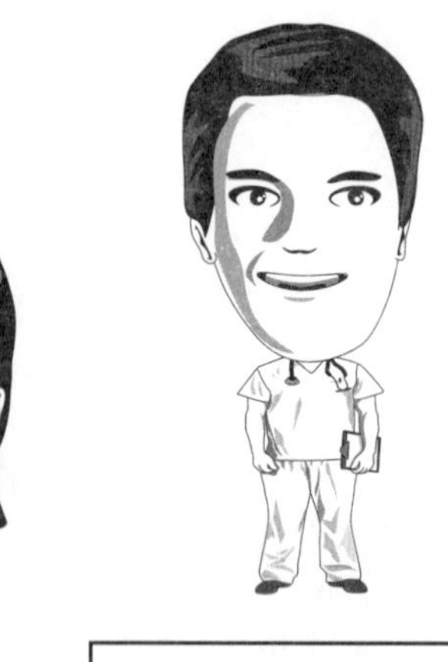

PGY 不分科住院醫師
(Post Graduate Year)

取得「醫師職照」，進入兩年不分科的「畢業後一般醫學訓練」

R 住院醫師
(Resident)

完成「畢業後一般醫學訓練」，進入醫院接受專科分科訓練

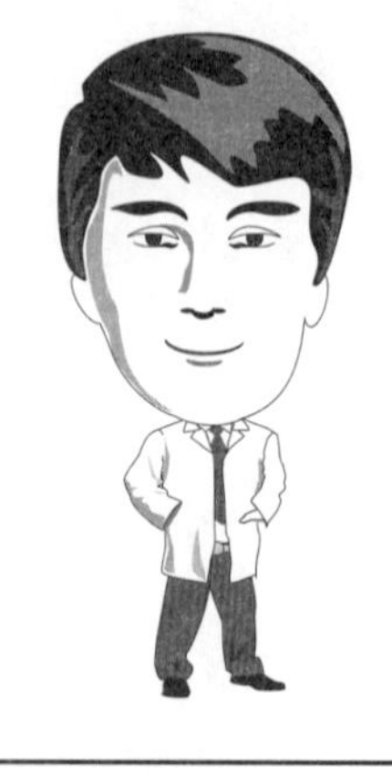

CR 總醫師
(Chief Resident)

資深住院醫師，負責病房的管理及教學等行政工作

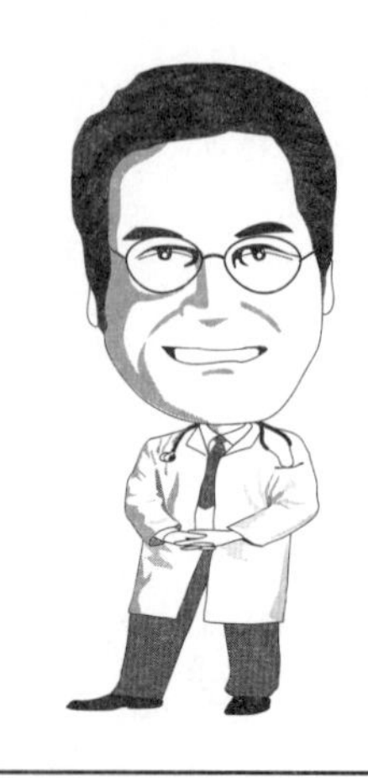

VS 主治醫師
(Visiting Staff)

具「專科醫師執照」，負責指導並確保病人的醫療品質

畢業前	畢業後

六年新制　Clerk 2年 ＋ PGY 2年
七年舊制　Clerk 2年 ＋ Intern 1年 ＋ PGY 1年

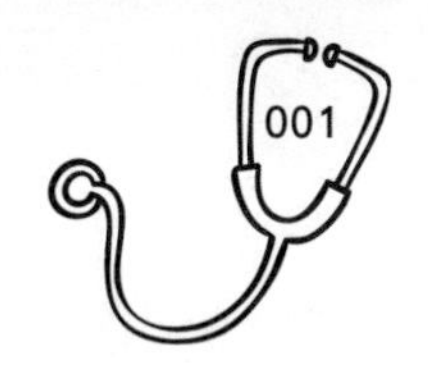

01

五分鐘的約定

許璨文

十月，高雄市的夜晚，汽車的引擎聲轟隆隆的，偶爾伴隨呼嘯而過的機車，車燈就像聖誕節的燈泡，掛滿了整條博愛路。抬頭望向遠方的大樓，建築物上打上的高瓦數探照燈，襯起整座高樓的雄偉，但屋內的燈光卻只有幾戶亮著，彷彿要在窗上拼出什麼字來。

四目環繞，只有一棟大樓燈火通明，我低頭看了機車上的數位時鐘，9點51分，應該是坐在沙發上看電視、吃水果的美好夜晚。那棟大樓，正是我開始踏入醫學的第一站——啟川大樓。

我想像的醫院生活，大概就像新聞報導的一樣，工時長、

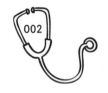

糾紛多、薪水不成正比，還得在健保和整個醫院體制下找到一條出路。以醫護人員的身分踏入醫院以後，好像連吸入的空氣都變了；披上白色短袍，我才感受到和病人四目相接時，那樣的靈魂衝擊。

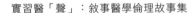

實習醫學生，說穿了只是換個環境學習，從擁擠的大教室，換到了病房，或是診間，又或是老找不到地方站的OR；從書上的白紙黑字，到一個個真實的案例坐在面前。有人說我們就像路障一樣，差別就是長了腳，不停在後頭窺探學長姐以及老師在下什麼order，再偷偷拿出幾乎全新的藥典 對照；在病房，充其量也只能說是個記錄員，抄下所有聽到的資訊，要不是躲回討論室查資料，就是跑到station找看起來沒那麼兇的學長姐或護理師求救。在病人的眼中，或許一眼就看穿我們還是隻菜鳥，總是來問些沒頭沒腦的問題，有時還會嚇得結巴；又或許他們像攀到一塊浮木，面對白袍，一視同仁。

每天都有醫護人員在我身邊東奔西跑，我常常在想，究竟是什麼原因，讓他們願意付出這麼多心力，放棄好好坐下來吃頓飯的權利，放棄陪伴家人的時光，更不用說睡到自然醒了。

就這樣又過了幾個禮拜，直到某天，某個例行性跟診的

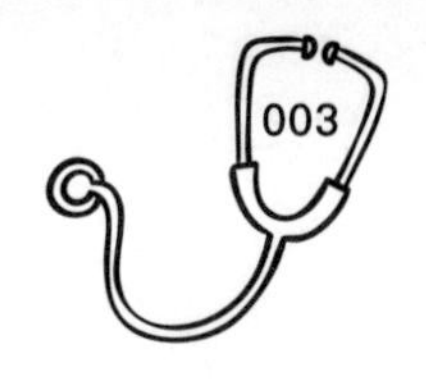

下午，我好像突然找到了答案。

＊＊＊

這裡是婦產科，門診時間外面總是坐滿了人，有抱小孩的、有挺著大肚子的，也有眉頭深鎖的。一如往常，我拉了椅子坐在可以看到電腦的角落。護理師從開診後不間斷地叫號，老師的動作也從來沒有停過，從超音波室、內診室，像在闖關一樣，常常頭一抬老師就消失在眼簾。前來的病人裡，有些是來做產檢，也有些是癌症病人來做術後追蹤，狀況五花八門。診間門一打開的剎那，從病人的眼神，好像就可以窺探出她是個期待新生的產婦，或是一個快要喪失希望的癌末病人，這樣的情緒流轉在約五坪大的診間，有點令人窒息。或許對於主治醫師來說已經習慣這樣的悲歡離合，而我還在適應老師那樣的微笑中，究竟是帶來好消息，或是一種無奈的答案。

就在我思考這個問題時，護理師又叫了下一位病人進來。

將門打開的是一位老先生，年約七十，穿得十分正式，格子襯衫配西裝褲，頭上還頂了個日式的帽子。他左手

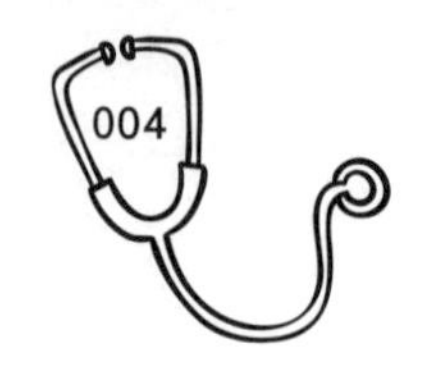

拿著一個布包，右手攙扶著一位老太太，老太太也似精心打扮過，連身洋裝，頭上也戴了個碎花布帽，壓得低低的，像是要掩蓋帽下稀疏的頭髮。她不停喃喃自語，步態蹣跚地走到椅子旁坐下。

正當我想湊過去聽清楚她在說些什麼，老先生開口了。

「她上次沒來給你看到，就一直吵著要我掛這個禮拜，但是這禮拜很多人，掛到很後面了。」他操著南部腔的臺語說。

「對啊！我就想說她上禮拜怎麼沒來，還在擔心，剛剛看到她的名字我就放心了，上禮拜怎麼了嗎？」老師笑笑地輕拍老太太的手說。

「上禮拜我有記得要來啊，可是那天就突然不太舒服，站起來就會暈，然後還是很想吐，他就叫我不要來，可是我會擔心啊……」老太太開始埋怨起老先生，聲音卻越說越小聲。

「不舒服就不要來了啦，我知道你身體不好，勉強來我也會擔心啊，掛號再掛就好了啊！我又不會不見……」老師輕聲安慰著老太太，想不到老太太竟哭了起來。

「可是……我答應我要來看的，我怕你沒看到我會擔心⋯⋯怕我出什麼事啊⋯⋯但是我真的很不舒服⋯⋯都已經要出門了⋯⋯他又阻止我⋯⋯」老太太越說越難過，老師趕緊抽了幾張面紙遞給她。

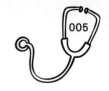

這段時間，空氣彷彿凝結了一般，我看見老先生溫柔地拍著她的肩膀，輕聲安慰，老師靜靜地聽她訴說委屈，電腦前的護理師也停止了敲擊鍵盤的動作。好像診間裡成了一個小世界，與外面熙攘的人潮暫時隔絕了開來。

待老太太冷靜下來後，老師問了她一些近日的狀況，並重新調整她的用藥。

原來她是一個癌末的病人，幾年前來做過子宮全切除術，之後以化療輔佐，並定期追蹤，一旦復發，就需要再度進行化療。這些年，她飽受癌症折磨，除了化療時的噁心、嘔吐、掉髮等副作用外，也因為這些治療，身體衰弱了不少，說起話來有氣無力的。

「好啦，那我們就約三個月後你再過來，你有不舒服就不要勉強，知不知道？」老師打完病歷後對老太太說。

老太太站了起來，不停地對老師說「謝謝」，頭仍舊是低低的。

看著老先生和老太太走出診間，這陰鬱的氛圍，在開啟

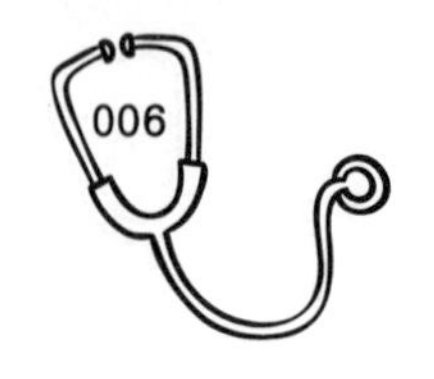

診間門的剎那才如撥雲見日一般。或許是老師與護理師的默契，護理師停止了叫號，就像是跑完馬拉松，得到了喘息的空間。

老師看著電腦螢幕，拿起一旁早已冷掉的咖啡，深深地嘆了一口氣。

「面對這些病人，其實我們能給的只有支持而已。」老師轉過頭來說。我和另一位見習同學點點頭，心裡頭烏雲密佈。

「像剛剛那個老太太，有時候他們沒有來，我就會想說，唉，可能撐不過這一關了，這種事真的很無奈，可是也沒辦法，癌症就是這麼討厭，大家都以為切掉就好，但你把它切掉了，還是會復發啊，還有化療什麼的，那些副作用和併發症，才是挑戰的開始。」老師無奈地說。

「唉。好了，下一個吧！」我還在思考這個問題，老師就整理好情緒，用笑容迎接下一位病人。那天直到睡前，我腦海裡都是那個婆婆羸弱的身影。

或許對於癌末病人來說，生活中除了治療與追蹤外，也沒有什麼事能讓他們重燃希望，但藉由這樣的方式，可以讓她知道，還有事情還沒完成，她還有一次又一次的追蹤，而

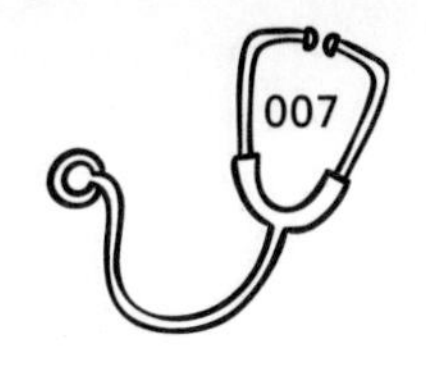

她也會惦記著老師對她的關心。這樣一想，我才發現，醫學之所以偉大，不是治療，而是能給人希望。

＊＊＊

隔天一早我來到station，問了帶我們的學長有沒有看到老師上來。

「老師今天可能沒那麼早來查喔，她昨天有急刀，好像到10點多才結束。」學長在key病歷的忙中之餘，抬頭對我們說。

由於昨天老師催促我們離開時，說會看到8點，才在感嘆老師行程如此忙碌，連晚餐都沒得吃，沒想到又多了個急刀。

我們在討論醫生的忙碌生活時，老師突然出現了。

「怎麼啦，你們在找我啊？還沒有要查房啦，不要緊張，要查再跟你們說！」她笑笑地拎著早餐走進醫師值班室，完全看不出疲態。

或許當你真的十分熱愛這份工作時，就能夠享受付出，享受回饋吧。

＊＊＊

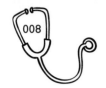

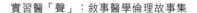

最後一天要離站時，我忍不住問了老師，這一行這麼辛苦，她有沒有後悔過。

「婦產科是我的初衷，到現在一直都是。」老師眼神堅定地說。

「當然有時候也是會累啊，會覺得或許我不做還是會有別人來做，應該不是非我不可吧。但是當你想想那些癌症的病人，一聽到自己得癌症，誰不希望馬上開刀，連一天都不想拖啊！或許我在睡覺的同時，他可能根本睡不好，或是一直在哭，他們也在受折磨。想到這些我就寧願自己累一點。這應該說是，醫生的天職吧！」老師說完自己笑了，我們也笑了。

在醫院我才發現，有時候笑不是代表開心，它可能是無奈，或是當你無從回答、無計可施時，它就是一個答案。在面對這麼多我們難以解決的處境，看著家屬或病人悲傷的眼神，卻不能忘了給予支持與鼓勵；縱使遺憾，也不能輕易在他們面前流下眼淚。

✚

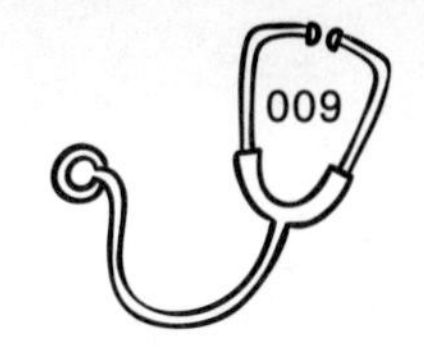

或許那位在診間的老太太，下次會出現，又或許再也不會了。每次的回診，她可能需要特別打扮，如同她那天穿的連身洋裝一般。舟車勞頓地趕來，在候診區經過漫長的等待，只為了門診的五分鐘，來給醫生看一下。對她來說，這五分鐘的約定，她可能早早就寫在記事本上，深怕自己忘了；對醫院來說，她可能只是眾多病歷號碼中的其中之一，名字的第二個字還被圈圈取代。

對我來說，我卻見識到，醫病關係可以如此緊密、動人。

醫學小學堂

實習醫學生	clerk，五、六年級的醫學生，在醫院中的角色比較偏向學習，不過在其他醫師的指導下也可以參與醫療行為的執行。
OR	手術室（operation room）的縮寫。
order	醫囑，或稱醫令，醫師根據患者的病況而做出的囑咐或指令，可能是給予某種藥物或進行某項檢查。醫師在開立醫囑時需要包含起始時間與內容，再由護理師或其他醫療人員執行。
藥典	記錄各種藥物的典籍，包含藥物的學名、商品名、適應症、禁忌症、劑量、副作用等。
station	護理站。
子宮全切除術	切除整個子宮（包括子宮體，以及連接子宮與陰道的子宮頸）的術式；而「次子宮全切除術」則是切除子宮體，但保留子宮頸的術式。
急刀	緊急手術，指為了保護患者生命、保留肢體或維持功能而必須立即進行的手術。
key	輸入。本文「key病歷」表示輸入、打病歷。

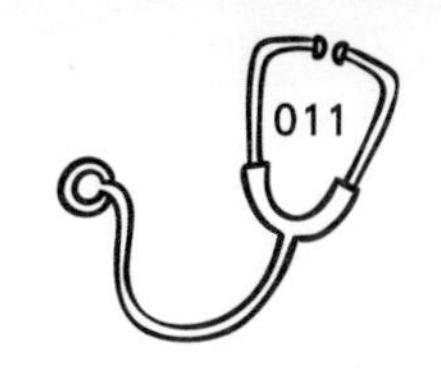

迴響 Sound Board

鄭忠昱

讀完璨文在婦產科的故事，剛好自己目前也在婦產見習，而心有戚戚焉。有時候，在擁擠的人群裡，也許排隊，也許等人，當處於需要靜止的狀態，往往第一件事就是低頭看手機，呵呵，現代人嘛。但是滑完手機，總會顧盼四周熙來攘往的人事物，然後推敲一下人們的目的地。而最牢靠的線索就是依當下的時空背景去猜，例如週末鬧區長長的人龍與擠得水洩不通的車隊，原來是因為百貨公司週年慶或強檔院線片上映。臺灣不大，不需幾小時的車程便是下一個都市叢林，人們就像遷徙避冬的候鳥，非洲草原追逐雨季的草食動物，又或是順著暖洋漂流的魚群，看似一窩蜂，細看卻是不同族群混合一起，然後為了同一件事汲汲營營地前進。如今走在醫院裡，每一個科別都像是別具特色的鬧區，相同的熙攘擁擠，相同的目的，不同的是，等候看診的人群猶如軍隊般，有著明顯的區隔性，好比小兒科和婦產科。

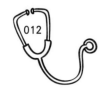

記得之前曾有老師提點說，見習的目的不只是為了成績單上的分數，每個科別的學習都是一個未來職場的縮影，除了學習各種臨床技能之外，更重要的是能退一步，用較宏觀的視野去「見習」現在已經在上演的我們的將來，換句話說，就是要能了解自我，了解醫療環境、制度以及醫病間的微妙關係。但是了解自我、環境、制度和醫病間的關係，在未披上白袍前，都是抽象的詞彙。如今已是醫療體系裡一分子的我們，好比海綿般每個毛細孔都在吸收白色巨塔裡各種實體化的感受，感受每個人都必定會經歷的生老病死。婦產科是個相對多樣且隱密的科別，有著明顯的性別界線，病人也包含著生、老、病、死四大類。璨文故事裡癌末的婆婆，便表現一個典型的醫病關係，婆婆的堅強與信賴總能成為醫護對抗疾病的最大助力，而殘酷的現實往往有令人無法改變、無法接受的情況發生，這令醫病雙方顯得如此無助，所以這大概是為什麼醫學系必須要花這麼長的時間來訓練一位醫師，我想除了專業的臨床技能，堅強的心理建設更是重要的一環。

其實，透過大量接觸病人的機會，能更了解自己，當面臨種種情況，當下心中的判斷為何，老師及前輩們的處理模式差異，到事後思考邏輯的整理，一步步引領我們邁向獨立

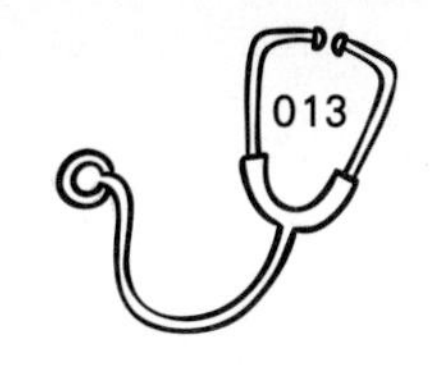

思考及成熟判斷。在產科裡，開心與難過是會加倍的，記得每次跟著老師進產房，不論自然產或剖腹產，只要能聽到寶寶飽滿的哭聲，總讓人不自覺握拳感到振奮欣喜。當護理師將寶寶送入媽媽懷裡，雖然手術室溫度冰冷，但每個人那連口罩也掩蓋不住的笑容，依然透露著心中湧出夏威夷海灘陽光般的熱情。當然，若遇到無法迎接新生命的生產時，那種挫折可比擬伊波拉病毒般的強烈感染力，產生的痛苦也會破表，男兒淚也必須藉上、下眼皮來擦拭，為的只是在悲傷氛圍裡，表現身為醫護人員的堅強。我想，這些就是我們經歷這些訓練最重要的事。

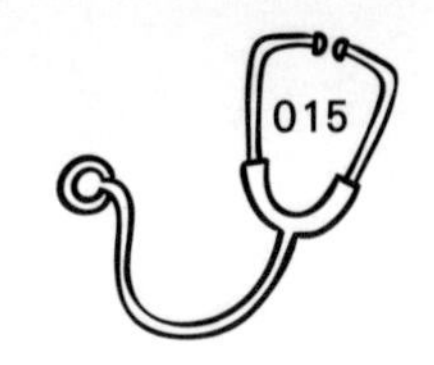

02

白色遊樂場

張心惠

「你聽到Port-A的位置了啦！」稚嫩清脆的聲音響起。戴著聽診器的我有點尷尬，正滿頭大汗地在起伏的胸口上尋找呼吸音。他老氣橫秋地搖了搖頭，嘴角卻帶著頑皮的笑，不再說話，讓我手上的聽診器繼續移動。沉穩的呼吸聲透過聽診器傳來，我終於冷靜下來，沒有痰音，今天的記錄上也沒有發燒，很好。

「對不起嘛！我是新來的啊。」我拔下聽診器和他鬥嘴。

這是我們第一次自己推開這個病房的門，學長交代了要好好洗手戴上口罩，我手心有點冒汗，生澀地自我介紹，單人病房沒有想像中帶點憂傷的慘白氣息。病房的主人剛被哄著吃完了中餐，吵著要用爺爺的手機播放影片。奶奶拿水壺讓他漱口，一邊向我們微笑問好。爺爺收拾床上的獸電戰隊變身槍和妖怪手錶，騰出位置讓這些戴著口罩的哥哥姐姐幫肉包聽聽心跳，摸摸肚子裡有沒有蟲蟲。

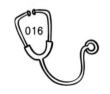

他的綽號是肉包，不知道我有沒有聽錯，不過在我們來到這裡之前，護理師姐姐和主治醫師都是這麼稱呼他的。這鼓鼓的腮幫子的確像顆肉包，生起氣來更像。總是閃著淘氣光芒的眼睛，在我輕輕檢查他的下眼瞼的時候，依然溜溜地轉動著。為了不讓我們使用壓舌板，嘴巴可以張得很大。聽診的時候總是忍不住和我們說話的衝動，需要爺爺制止。

這裡是醫院的10EN病房，小兒血液腫瘤科。這兒的病人都比我們這些菜鳥醫學生資深，比如肉包。他在兩歲時因為不明原因的高燒來到醫院，被診斷為急性淋巴性白血病，一種最常發生在兒童身上的癌症。兩個月前剛過完四歲生日，這次住院是來進行療程第七十二週的化療；不遠處的病房還有一位九個月大的小肉包，出生六個月的時候同樣被診斷為急性淋巴性白血病，因為年紀實在太小，被歸類在高風險群，治療方針和處置又有不同；斜對面的病房住著一位上了國小的小美女，跟著老師查房的時候，可以聽見她吱吱喳喳地和同學煲電話粥，平常在病床邊，也能看見她和護

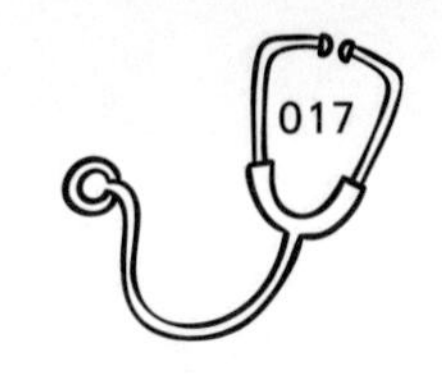

理師興奮地討論喜歡的帥哥醫師。他們過著和其他孩子不一樣的白色童年，卻有著一樣的彩色夢想。

我們轉向一旁的爺爺奶奶：「今天他的精神還好嗎？有沒有多吃青菜？肚子好像還是脹脹的哦。」

爺爺拉了幾張椅子要我們坐下來，奶奶憐愛地看著孫子，笑著向我們搖了搖頭：「他愛吃的菜實在太少了，連一點蔥都要我們從粥裡挑出來。」

學長說，化療中的孩子，所有的生理狀態都需要細心監控。怕挑嘴的孩子糞便太硬，刮傷了腸壁增加感染的風險，必要的時候得早點給軟便劑；化療藥物雖然已經不像以往那麼兇猛，血球數目和肝腎功能仍然是讓醫師們提心吊膽的數字。每天我們總是全副武裝地來敲敲病房的門，怕自己的打擾讓這些免疫力低下的孩子發起高燒，延遲了療程。但每天肉包小子看見我們推開房門時，那張瞬間發亮卻裝作若無其事的臉，又讓我們格外期待和珍惜這段短短的時光。

「你的妖怪手錶插了卡片之後，會有妖怪跑出來嗎？」我摸摸他的頭，找了個話題。

「那是假裝好嗎！你還以為是真的喔？」肉包翻了個白眼，態度有點欠揍，卻讓人討厭不起來。

✚

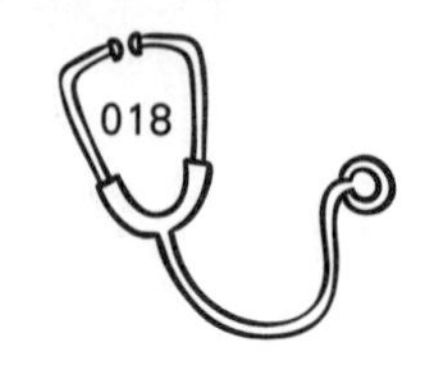

白天是爺爺和奶奶，晚上是下了班的父母，雖然未能見到肉包的父母，但從爺爺和奶奶身上，我已經能感受到家人用盡全力讓他幸福的心意，也看得出來，儘管被病魔纏身，肉包仍然在滿溢著幸福的環境下，有著這個年紀該有的純真和自信，只是多了一分柔軟和堅韌，少了點活力。

有時候在茶水間或電梯口遇見忙了一天終於被肉包「放假」的奶奶，她有些憔悴的臉總是帶著溫和的笑，也總是說：「他是很貼心的孩子，每晚睡前都會在我耳邊說：『奶奶我愛你。』」

見過兩次，奶奶也會和我們聊聊天：「他醒著的時候，我希望能一直陪著他，但他睡著之後，我常常在家裡偷哭，總是不能睡好。」奶奶的話沉甸甸的，壓在我心頭上，我一句話也說不好，只能微笑。

肉包的奶奶有本寶貝的筆記本，第二週的一天傍晚，她拿出來和我們分享。筆記本上一頁一頁都是留給肉包的鼓勵話語，有志工、個管師、兒癌協會和每個照顧過他的醫師們的簽名和電話。我們很榮幸地，也被要求在這本筆記本上簽名，某一頁的空白處，貼上了我們和他拿著獸電劍合拍的拍立得照片。

「如果他能活著，健康地長大，我們會一個一個打電話

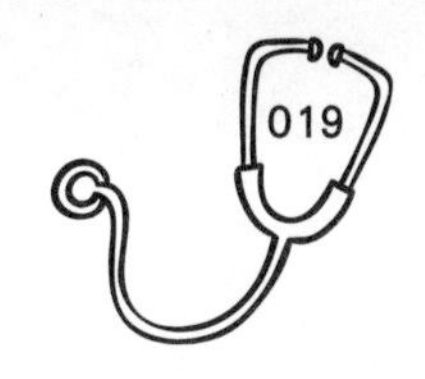

給你們，謝謝你們曾經對他的照顧。」奶奶非常真誠地說。

我們也準備了卡片給奶奶，上面沒有安慰的話，只有加油，和好好照顧身體。我才要謝謝你們，這麼短的兩個禮拜，是我一直被照顧，我所感受到的正面能量遠多過負面的衝擊，每天看見陽光，我都對生命充滿感激。

向晚的單人病房射進幾道斜陽，變成溫暖的黃色。「爺爺！我的變身槍呢？你有沒有幫我換電池！」「你去跟醫師說，她太傻了，那是獸電戰隊，不是什麼鯊魚頭人！」才踏出病房外，我就開始想念肉包，非常真心地祈禱他的童年，能少一點曲折和痛苦，希望他能熬過兩年半的療程，前去體驗他豐富又瑰麗的人生旅程。

10EN的病房有時充滿著笑語，有時也出現讓眾人措手不及的緊急狀況。也有些時候，我們看著年輕的生命越來越衰弱。最終只能拋下父母，先去了遙遠的地方。這些小客人來來去去，在他們跌跌撞撞的生命中，時常有特別的白衣朋友們陪伴著。老師和學長坐在電腦前面，又為某個病人的生理數據跟治療方向皺著眉頭討論起來。象徵絕望的癌症發生在他們身上，像是殘忍又令人不能置信的事，但他們是孩子，本身就帶著無限可能，絕望與希望交織成有點矛盾的色彩，把白色的病棟，染成繽紛的遊樂場。

✚

醫學小學堂

名詞	說明
Port-A	Port-A Catheter-植入式人工血管注射座，為需要長期及重複注射藥物、血液、高營養液或其他液體的病人，避免靜脈重複穿刺造成的感染或不適，所設計的一種植入體內的矽質導管，在管路無感染及阻塞的情形之下，一般可長期留置。一般化療病人多植入靜脈系統，位置於胸前鎖骨下的胸壁，外觀形成十元硬幣大小之圓形凸起。
痰音	當患者的肺部有痰液分泌時，用聽診器聽診可能聽到類似水泡破裂聲的「囉音」。此處作者為方便讀者理解，故直接稱「痰音」。
壓舌板	醫師做喉嚨檢查的器具，可以將舌頭下壓來看清楚口咽附近的構造，例如扁桃腺或懸雍垂等。
小兒血液腫瘤科	小兒專科的次專科之一，負責兒童血液相關疾病或兒童癌症的治療。兒科的其他次專科還包含小兒心臟科、小兒胸腔科、小兒消化科、小兒神經科、新生兒科等。
急性淋巴性白血病	白血病的一種，俗稱「血癌」。常見白血病的種

類可以分為四種：急性淋巴性、急性骨髓性、慢性淋巴性、慢性骨髓性，而本文的急性淋巴性白血病正是兒童最常見的白血病。

軟便劑｜一般用於治療便祕的藥物，能減少水分被腸壁吸收，增加腸道水分，以軟化糞便。

血球數目｜化學治療會影響身體的造血功能，當白血球過低會容易產生感染；紅血球過低會出現貧血；血小板過低則會有凝血功能異常。因此，對接受化療的患者而言，血球數目的追蹤是很重要的。

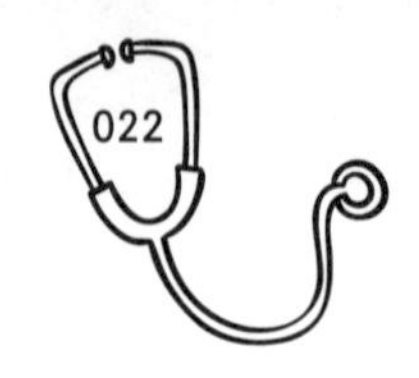

迴響 Sound Board

許琬聆

我很喜歡這個標題，雖然這樣的遊樂場是一個讓人鼻酸的地方，有活潑的孩子不得不被禁錮在這裡的無可奈何，但是裡面的故事，卻充滿著陽光與正面的能量，感動作者，也感動讀了這篇文章的我。

在心惠筆下描述的白色遊樂場內，祖孫之間的互動如此鮮明，那種疼惜、不捨、對生病的孩子的寵愛、珍惜家人每一刻相處的心境、在孩子面前的堅強……彷彿我當時就站在病房內，目睹了這些。文章中一個讓我讀起來特別感動的地方，在於家人們和作者的對話、相處模式，還有家人傾訴的心事。如果在臨床，我們與病人和家屬雙方可以擁有這樣的關係，也許可以減少誤會或不諒解。

「妖怪手錶」、「獸電戰隊」、「鯊魚頭人」……孩子是在病房內這樣玩他的玩具過著他的童年；白天是祖父母晚上是爸媽，多少個二十四小時在病房內晝夜輪流照顧；奶奶

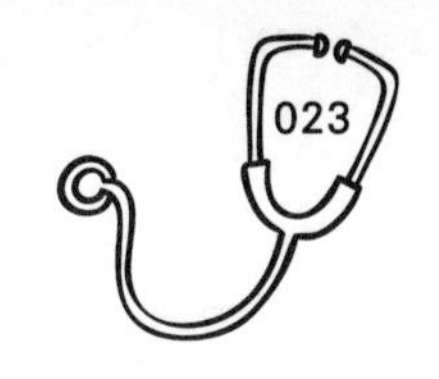

在孩子醒著時都陪著他，卻總在家裡偷偷掉淚；還有她的寶貝筆記本記載著醫療團隊中大家給的鼓勵，和她的由衷感激……如果一個臨床工作者可以看見、體會這些，也許某些時刻，我們會有不一樣的決定，或者是某一句脫口而出的話語。我常常在想「初念淺，轉念深」，也許忙碌和疲憊，或者因為長年的習慣所以變得制式化，讓我們當下的反應總是只考慮了一小部分的事實或狀態，而忘了在我們的種種習慣裡，其實是病人和家屬們的第一次，對我們而言，發生在他們身上的事只是我們不斷遇見的其中一個，卻是他們的唯一。

另外，我特別喜歡「肉包」這個稱呼，特別喜歡在門診或者在跟老師查房時，看著醫療人員跟病人或家人很「近距離」的互動，我覺得所有的關懷都深植在這樣的互動裡。感染科的門診很多是「常客」，他們總是因為反覆感染或者永遠潛藏在身體時不時出來作亂的病毒，而定期到醫院報到，有幾回在診間，我看到幾個護理師、個管人員直呼病人的名字或綽號，熱情而溫暖的打招呼，溫暖的肢體碰觸，像握手、拍肩，這種氛圍，是我喜歡臨床工作的原因之一。因為工作性質的緣故，其實我們能帶給病人或家屬的，遠比想像中的多很多。

✚

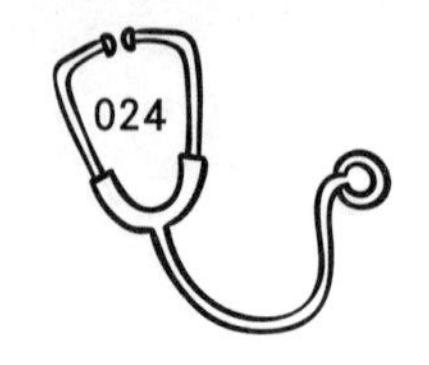

文中描述的場景在小兒血腫科，家人的感受、面對病人所需要的應對技巧跟很多科別不太一樣，我喜歡文章裡呈現出來的氛圍，雖然蘊藏著讓人害怕擔心的變化，但病房內所發生的種種是溫暖且觸動人心的，讓我們體悟到生命的可貴，在於感受彼此活在愛與牽掛中。

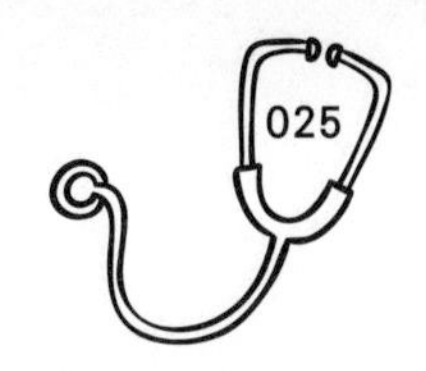

03

金色手錶

陳康盈

從原本只需要應付考試的學生，到開始需要接觸病人的實習醫學生，這當中發生了很多不同的轉變。以往作為學生，我們面對的只是書本和共筆，考完試了彷彿可以什麼都不再費心；但當進入醫院的真實生態，我們開始面對活生生的病人，開始必須試著了解他們的想法、他們的情感，甚至必須接觸他們的生命故事帶給我們的震撼教育，而這些衝擊總會在心中激起陣陣的漣漪，久久都無法忘懷。

從開始實習以來，我最喜歡的就是門診教學的學習時光了。雖然在門診時，我小小的個子隱身在老師後頭，別人幾乎看不見。忙碌的門診中，來來往往的病人、不斷叫號的護理師學姐，以及在超音波室和診間來回跑動的老師，或許人們幾乎會忘記我的存在。但我不在乎，反而喜歡如空氣般滯留在門診的氛圍中，觀察診間所有的人事物，老師在講解病情時細微的表情變化；護理師學姐暗地裡罵了哪個不禮貌的病人；最最重要的，是每個病人踏進門診的瞬間，他們的表情、動作、情緒，以及他們帶來的生命故事。

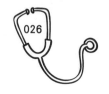

而這一則生命故事，很平淡，卻很深刻。

我與這位老先生的緣分其實非常短暫，那是我們的第一次見面，我想，大概也是最後一次吧。

那是老師夜診的一個晚上。

「李〇〇先生！」護理師學姐用依然洪亮的聲音叫著。

許久，一位皮膚黝黑的老先生，頭戴一頂皺皺的藍色鴨嘴帽，拄著拐杖的雙手不斷地晃動，拖著緩慢而沉重的腳步，一步步走向診間。帽子底下，是明顯的灰頭髮，黝黑的皮膚，遮不住臉上深深的皺紋。李先生費了好一番功夫，小心翼翼地撐著拐杖，緩慢地坐下，輕輕把手放在桌上，露出了與他膚色相襯相當顯眼，且格格不入的金色手錶。

我看向老師電腦螢幕的病歷，密密麻麻滿是李先生的治療病史。嗯～李先生八十歲，肝癌，第四期，之前做過切肝手術，這幾次門診追蹤發現有肝癌復發的現象，之前採用XX藥物……我快速掃過那些英文醫療名詞在腦中進行翻譯，突然，我的眼光停在病歷中唯一段中文字上——請病人告知家屬陪同。

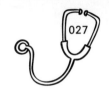

我轉頭看向老先生，確認他是獨自一人來到門診，我還沒從思考這句話中反應過來，老師就已看完老先生的抽血數據以及其他影像檢查報告，開始向李先生解釋他的病況。

「我看了你的癌症指數，明顯又升高了，加上之前的片子報告，我認為很可能是肝癌復發。你看看這個片子……」老師說完便把螢幕轉向老先生，比劃著螢幕中又灰又黑、像是尋寶地圖般複雜的影像：「這個是你的肝，然後這個顏色和旁邊不太一樣的、比較暗的部分就是你可能復發的部分……」老師調出一張張影像，繼續比劃著。老先生則似懂非懂地緊盯著螢幕，不帶表情、不發一語地聽著。

老師解釋完病況後，老先生抖動著年邁的身軀，將帶著金色手錶的手，放在自己的右膝上，身體輕輕往前說：「啊麥安哪？」老師回答說：「我的建議是開刀。」說到這，老師停頓了一會，彷彿是在觀察李先生的反應。

一聽到要開刀，老先生似乎皺起了臉，說：「阿這麥開

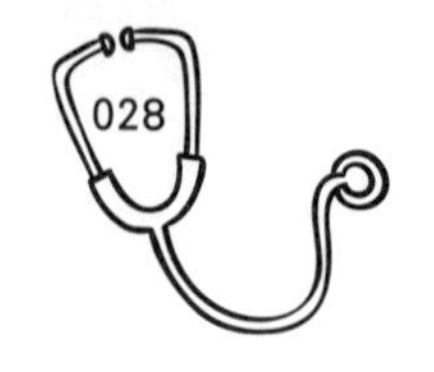

刀喔？」老師點點頭。「這愛住多久？」「可能大概要十幾天左右。」老先生退了退身體，什麼話也不說，眼角中透露出些許的不安和不願。此刻，老師似乎也感受到老先生的無奈，門診中陷入了片刻的寧靜。

接著老師把頭轉向了螢幕，問：「阿為蝦密沒人尬哩來看病，丁蓋我不系跟你說過愛有人陪嗎？」老先生停頓了數秒，頭低下，原本已經遮住半張臉的帽子更讓我看不清老先生的表情。

「黑沒路用啦！」老先生突然冒出了這麼一句話。「瀏那個沒攏用誒兒子，從年輕時候教他，還學不乖。」「養他還不如養豬養雞，豬還可以吃，雞還會下蛋。養這個沒路用的還要煩惱他，整天都在打牌，賭博賭到不知阿郎。」老先生原本平淡的語氣，越說越激動。

「你的媳婦呢？」老師轉過頭來問。

「沒路用啦！錢攏吼她拿去了，挖馬不想拜託她。整天馬恩災郎跑去哪，回來還要看她臉色，悲哀啊！」說完，老先生嘆了一口氣，句句中滿是無法表達的憤怒。

老師靜靜聽著老先生抱怨，眼睛直望著老先生，卻也說不出什麼話來。

✚

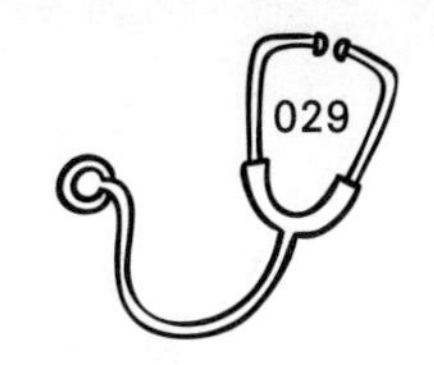

「不要緊啦！挖可以自己來啦，攏幾十年了，挖蝦咪時候有拜託人誒時候？靠自己，卡實在。呵。」老先生冷冷一笑，彷彿是在嘲諷自己的無能為力和沒有人可依靠的無奈。又繼續用我聽不太懂的臺語口音抱怨著自己的遭遇。

「賀啦，賀啦。」老師也無法評論什麼，只是不斷用這兩個字給予老先生微薄的安慰。

我終於明白病歷上那一句話的意義了，看來老先生生病以來，都是自己隻身與病魔作戰。好不容易戰勝了一回，沒想到，老天爺又對他開了一個玩笑。

此時，老先生用帶著金色手錶的手，從他那鬆垮不合身的灰色西裝褲口袋中抽出了數小張折得厚厚的紙，有紅色的、白色的，來回用手把它們攤平放在桌上。我瞄了一眼，上面寫著──【離島居民就醫交通補助申請】。

「阿醫師這個你乾可以幫挖處理一下？」老先生說。老師看了看說，「沒問題，我幫你處理好。」說完，就一張張地簽著那些被折出許多皺褶的申請單。

原來老先生來自金門，每一次的看診就醫，都是自己一個人搭飛機到小港機場，再從機場搭計程車到高醫來看病。老先生說，每一次計程車車費要三百多塊，來回就要六百多

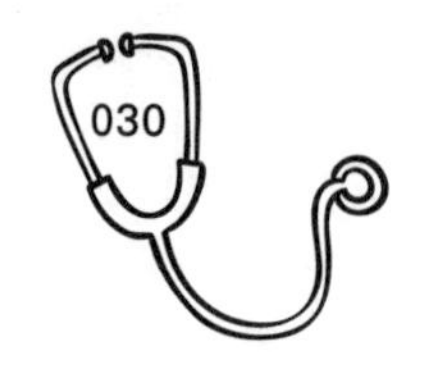

了，一直反覆說自己「沒法度」。聽到這裡，我突然覺得好難過，一個年逾八十的老人家，又是容易跌倒的高危險族群，一直以來都是這樣來回高雄和金門來治病。我想像著老先生駝著背，獨自一人扶著拐杖穿梭在機場的人群中；獨自一人坐在診間外度過漫長的等候時間；獨自一人面對病魔和自己逐漸衰老的身體……老先生在得知自己的病情到治療疾病的這段過程，他是如何和自己對話，即使自己一個人，也……

鼻子一酸，我不敢再想下去。

老師簽完申請單，問到，「那你想要什麼時候開刀？」

老先生再次陷入沉默，只是默默把申請單照著原本的摺痕折回厚厚的一疊，小心翼翼地放回口袋中，似乎對他來說，這一小疊的紙，才是重要的。

「賀啦，那你回去考慮一下，我再幫你掛下一次的門診，到時候要開刀的時候再跟我說吧！」老師打破沉默，對老先生說。

老先生終於開口說，「賀，安內麻煩你，道謝！」說完，老先生雙手用力撐著拐杖站了起來，邊點頭向老師說，「多謝你啊，醫師，多謝！」就這樣，老先生吃力地步出了

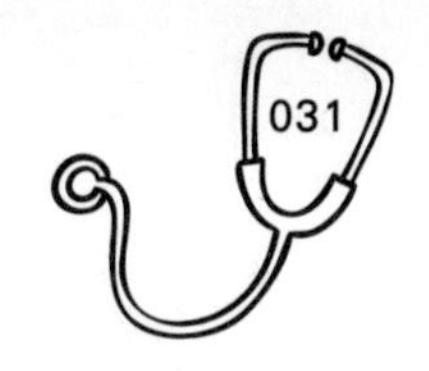

診間，我目送著老先生的背影離開，眼睛卻停留在老先生的金色手錶，彷彿診間的時間凍結了，我的思緒飄向這與他格格不入的金色手錶，我想像著它的由來，一直到診間的門關起來，再也看不見為止。

「陳〇〇先生！」護理師學姐用她一貫洪亮的聲音叫著，我的思緒再次回到診間，不出幾秒，診間內突然湧入二、三名病人與家屬，急急忙忙進到診間坐下。老師也迅速轉換電腦螢幕，面帶微笑地看著剛進來的病人和家屬，開始簡單的問診和病情追蹤。或許是老師的老病人了，過程中他們有說有笑的，彷彿剛剛的事情不曾發生過一樣，似乎只有我還沉浸在老先生的故事中，久久無法抽離。

老先生待會兒又要一個人搭回去了嗎？他會不會告訴兒子、媳婦他肝癌復發呢？老先生下次會再回來嗎？他還想再次開刀嗎？他這個年紀行動不便會不會就在醫院大廳的斜坡上摔倒呢？

我心中泛起了好多對於老先生的憐憫和不平的情緒，老師似乎發現了我的不專心，轉過頭來說，「這位陳先生是之前我開過的……他現在……」我聽著老師的教學，不斷猛點頭，並假裝認真記錄老師告訴我的醫學知識。

✚

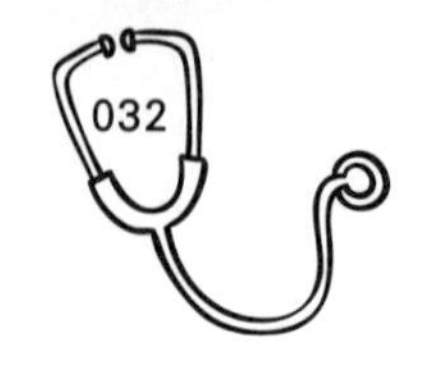
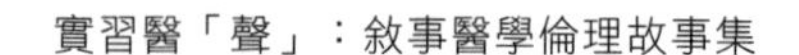

一個一個的，看完一個病人又接著下一個病人，每一位病人帶來自己的生命故事，我就像是個小説家，在腦海中寫下開端，進入他們的故事，畫下句點，再次抽離。反反覆覆的，就這樣結束了當天的門診。

三十分鐘，我和老先生的緣分就這麼結束了。我想，是第一次，也許是最後一次。

「醫學的美，在於它的不完美。」我永遠記得某個心臟外科的老師説過的這一句話。在醫學生涯中，我們注定要面對數不清的生老病死，對於能夠留下的生命，我們放手一搏地緊緊抓著；對於注定要逝去的，我們也必須坦然地放下。醫學知識的浩瀚，是它的魅力，也是它的無奈。我們沒辦法幫助到每一個人，也沒辦法注入所有情感給每一個病人。

是否有一日，當我的醫學歷練足夠深厚的時候，老先生的故事，對我來説將不過是個過客的插曲，再也走不進我的情緒裡呢？

醫學小學堂

切肝手術｜肝臟切除術，適應症包括肝臟的良性病變（例如結節、膽管結石等）、肝臟惡性腫瘤以及肝臟捐贈者的肝臟切除。

癌症指數｜血液裡頭的腫瘤標記，搭配其他影像學、臨床症狀可以用於癌症的追蹤或診斷。以本文提及的肝癌為例，肝癌的癌症指數為甲型胎兒蛋白（Alpha-fetoprotein，簡稱AFP），搭配超音波或其他影像檢查可以用於肝癌的復發追蹤或診斷。

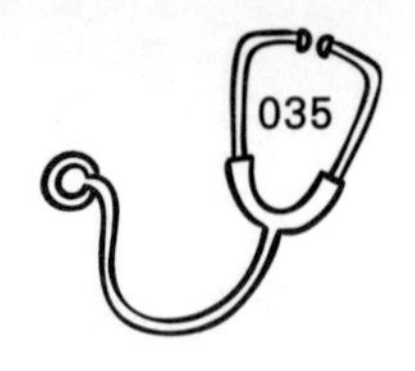

04

阿順

吳沛禧

一開始，我不知道視線要停留在哪裡才不會顯得很無禮，但轉念一想又覺得自己的多慮很可笑。眼前這位三十九歲男性：非交通性水腦症、昏迷指數五，已經臥床多年。這次是因為在安養中心出現發燒、呼吸困難還有黃痰的症狀，疑似呼吸道感染入院治療。上吊的雙眼無神地瞪著死白的天花板；理得奇短的頭髮遮不住頭皮上兩道蠕蟲般的疤痕，兩年前減壓手術拿掉的部分頭骨似乎依舊無法為腫脹的腦爭取足夠的空間，兩側原本顳骨所在的地方突兀地凸起；脖子和軀幹都以非常不自然的姿勢向前拱起，像一張拉滿的弓，好像他正死命地想從床上掙脫。

✚

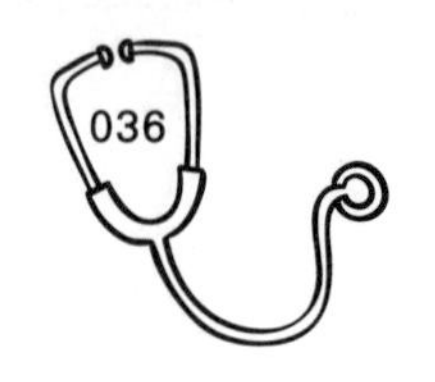

「阿順，王醫生來甲你看啦。」阿順的媽媽用雀躍的語調在耳邊一字一字慢慢說給他聽，「你看，醫生擱帶加多人來看你喔。」

不知道是不是作為回應，阿順的氣切造口中隱約傳來一陣濃濁的悶哼。

intern學長帶我走到床尾，然後老練地，在身為菜鳥的我眼中甚至近乎隨性地托起阿順左腿的小腿肚，另一隻手毫不留情地把蹬直的腳底板往腳背的方向用力一扳，接著又猛然放手。我驚奇地看著眼前這隻在幾秒鐘前僵硬蒼白又了無生氣的腳在面前規律地前後擺動了起來，在空中打著荒誕的節拍，接著又漸漸回歸靜止。

「學妹，這就是clonus喔。」學長說著便示意著要我接手，「來，你也可以試試看。」

阿順的腳掌比我想像中的還要溫暖，還要沉，泛白的指甲修剪得非常整齊。

「這是upper motor neuron受損的症狀，還記得嗎？」

muscle tone上升、reflex上升、fasciculation……阿順的腳因為力道的收放而再次拍動了起來，我一邊絞盡腦汁地回想教科書的內容，一邊用力地點了點頭。

✚

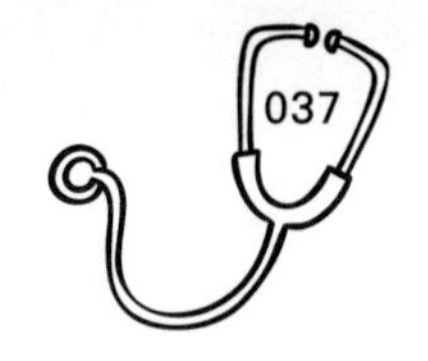

床的另一邊，王醫師正在和阿順的媽媽還有看護有說有笑。忽然間，阿順的媽媽像觸電一樣彈了起來。

「啊！王醫師！我甲你共，最近阿順ㄟ曉聽伊家己的名喔！你看你看，我假使叫伊，伊目睭ㄟ振動喔！」

一個箭步走到床頭，阿順的母親微微欠下身輕輕呼喚。

「阿順！阿順！順啊，係媽媽啦，咁捂聽到？」輕撫著阿順像馬鈴薯一樣凹凸不平的頭，就像期待一個週歲的孩子喊一聲媽媽一樣，阿順媽媽的聲音充滿著令人窒息的迫切與欣喜。

什麼都沒發生。

「順啊！阿順，你有聽到無？順啊——」

「這樣有進步，很好啊。」王醫師的聲音打破了詭譎的氛圍。

「我剛剛聽了一下，肺裡好像還是有痰的樣子，之前有跟你們提過，像阿順這種長期氣切的病人本來感染的風險就比較高，不過現在已經比入院那時候改善很多了，我們再繼續觀察一下。不過他臥床這麼久，手腳肌肉都沒有萎縮，表示你們都有努力在幫他做復健，保養得非常好。」

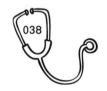

一抹燦爛地有些牽強的笑容在阿順媽媽的臉上綻開。

「當然啦！」看護阿姨笑著插嘴，「阿順媽媽挑看護都是精挑細選的欸！阿順臥床這麼多年，我們除了努力復健之外，每天也都幫他勤翻身，所以他從來都沒有長過褥瘡喔！」

王醫師笑了，學長也笑了，在我注意到的時候，自己的嘴角也已經不自覺地揚起。大家都在笑著，好像這樣就可以暫時抽離這個期待比絕望更要命的時空：阿順依舊腫脹的腦袋、依舊混濁的呼吸音和依舊毫無反應的眼神。

還有那個從踏進病房的那一刻起，就在腦海中放聲尖叫且恣意流竄的念頭：阿順不會好了，永遠。

醫學小學堂

名詞	說明
非交通性水腦症	水腦症俗稱腦積水，當腦部中的腦脊髓液體出現不正常的堆積時就會造成腦積水。水腦症可以分為「交通性水腦症」及「非交通性水腦症」，「交通性水腦症」為腦脊髓液分泌過多導致，而「非交通性水腦症」則是腦脊隨液的流通受到阻塞所引起。
氣切	「氣管切開術」的簡稱，在頸部的氣管做一切口並置入氣切管，使空氣可以進入氣管，幫助病患的呼吸。
intern	醫學系七年制中的七年級醫學生，一般稱為「實習醫師」，不過隨著醫學系學制改為六年制，幾年後的醫院中將不再出現實習醫師這一職稱。
clonus	陣攣，當肌肉受到一個快速的外力伸張時，引起的一系列非自主、規律的收縮反應，通常和上運動神經元受損有關。
upper motor neuron	上運動神經元。神經元負責控制身體肌肉的運動，起源於大腦的稱為上運動神經元，起源於腦

幹或脊髓則稱為下運動神經元。上運動神經元受損時會出現肌張力（muscle tone）上升、反射（reflex）增加。

fasciculation｜肌束顫動，是一個局部肌肉不自主、沒有規律的抽動反應，一般出現在下運動神經元受損的病患身上。

褥瘡｜又稱「壓瘡」，顧名思義是皮膚因長時間的壓力，造成血液循環不佳，最後導致細胞壞死的皮膚傷害。褥瘡容易發生在長期臥床（例如本文的阿順）的病患身上，在骨頭凸起處的皮膚特別常見。適時給予病患翻身、改變姿勢，可以有效預防褥瘡的產生。

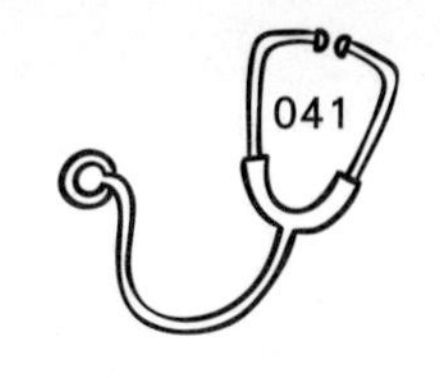

迴響 Sound Board

陳俐融

故事的主角阿順是一名非交通性水腦症的三十九歲男性，昏迷指數五（由睜眼反應、說話反應、運動反應三部分組成，滿分十五），臥床多年由機構照顧。這代表他對指令幾乎不能做出動作回應，對自身或環境無知覺，處於持續性植物狀態（Persistent vegetative state），俗稱植物人。

故事線繞著阿順媽媽與王醫師的對話在病房開展，作者以生動的筆法還原了當時的情況，引導讀者思考植物人家屬的情感、醫療的難處以及活著的本質。

阿順媽媽身為家屬，從「雀躍的語調」、「令人窒息的迫切與欣喜」、「一抹燦爛地有些牽強的笑容」等語句，推測對阿順的甦醒抱有相當程度的期待，兒子任何一絲進步的跡象都是莫大的鼓舞，可能是奇蹟即將發生的預兆。面對這沉重的期待，身為醫護人員，故事中的王醫師與intern學長在知道預後可能不樂觀的情況下，會如何應對家屬呢？

✚

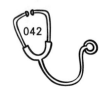

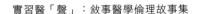

「植物人會醒嗎？什麼時候會醒呢？」病人家屬可能常會這麼問。以目前的醫療技術而言，真是個大哉問，雖然有預測甦醒機率的研究在進行，但不是我們能掌控的。換個角度思考，什麼樣的狀態可以稱作清醒呢？就算對外界刺激無反應，會不會還是具有意識的呢？

功能性磁共振造影（fMRI）已經發現某些被診斷為「植物人」的病人擁有意識。某些病人可以透過想像某個特定活動來回答「是」，以及想像另一個特定活動來回答「否」。臨床研究人員也使用腦電圖技術（EEG）建立更簡單的臨床方法來探測意識。更長遠的未來，腦機介面的研究還可以讓擁有隱藏意識的病人得以與外界溝通。[1]

文中的阿順雖然沒辦法回應母親的呼喚，但誰能斷言他沒有在心中應答呢？外在的軀體可能了無生氣，但還保有意識的話，應該也能稱作一種醒著吧。既然醒著，更不能失去對於人的尊重，應該盡可能減輕他們的痛苦。

回歸現實考量，植物人長期臥床，勢必需要很多醫療資源，對家屬來說也是一段漫長而看不見盡頭的路。歷史上也不乏病人家屬因為經濟上或心理上支撐不下去，而請求給於植物人安樂死的案例。面對植物人狀態的病人，已經不單單只是處理病人的問題，病人家屬也應納入，結合社會資源提

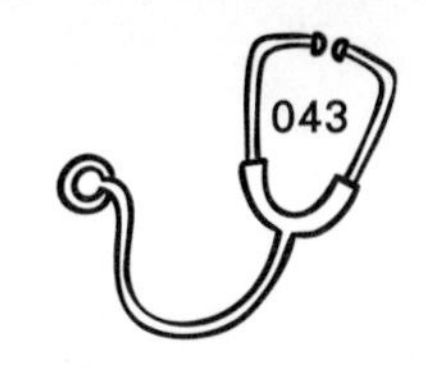

供協助。故事中提到，「床的另一邊，王醫師正在和阿順的媽媽還有看護有說有笑。」醫師去查房，可能不單是看病人，對家屬也是種撫慰。醫護人員能提供的不限於醫療，有時候醫療外的關懷反而更重要。

文末，作者提到，「大家都在笑著，好像這樣就可以暫時抽離這個期待比絕望更要命的時空」，的確，面對預後不樂觀的病人，家屬的期待越重，我們心裡的壓力也越重。阿順可能真的如作者所想的永遠都不會好，面對無解的題，笑容看似解決不了什麼，但也只有笑容才能支持我們繼續走這漫漫長路，不是嗎？

---

[1] ・歐文（Adrian M. Owen）。〈植物人還有意識嗎？〉，《科學人雜誌》。取自http://sa.ylib.com/MagCont.aspx?PageIdx=2&Unit=featurearticles&-Cate=&id=2471&year=

・〈植物人與安樂死〉。取自http://web.thu.edu.tw/s921207/www/c1.htm

・財團法人創世社會福利基金會。服務項目：關於植物人。取自http://www.genesis.org.tw/service.php

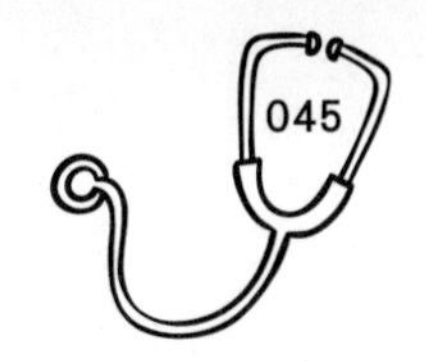

05

母與子

周沛蒨

7點15分，藍色星期一。

當車子彎進了十全路口，咖啡色的醫院大樓映入了車窗，我匆匆吞完最後一口早餐，準備下車。

「你今天幾點下課？」

「不曉得，我昨天説過了，我不知道老師幾點會查房。」

一向與母親很親暱的我，因為連日早起的疲憊，沒多說什麼就下了車，沒向母親道別就向醫院大廳走去。

醫院常被稱為白色巨塔，而我倒覺得它像一座巨大的迷宮，每天一踏入就彷彿走入一片白色的迷茫。熙來攘往的人們有的行路匆匆，有的和我一樣，戴著口罩的臉龐掩飾不住雙眼帶著茫然的惺忪。空氣中除了瀰漫著有點刺鼻的消毒水味，還有足以把我冷醒的低溫空調，名副其實的四季如冬。

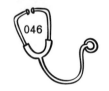

7點20分，推開婦產科討論室的門，空無一人的情景讓我意識到自己其實可以晚一些再來，不用捨棄那每天早上貪戀的十分鐘。

「你來了啊，早！」

一回頭，正好是和我一起跟林醫師的同學。為了跟上林醫師不曉得幾點的查房，我們常常是最早到的。

「早安，我們去護理站吧！」

或許是運氣好，一離開討論室到護理站我們，就碰上了剛看完病歷正要開始查房的林醫師。

「走！查房！」

林醫師一個轉身正要往病房走去，忽然回頭看了我們一眼。

「咦，怎麼只有你們兩個，要開order的怎麼都不見了？call一下！」他用有點錯愕又帶著打趣的語調對我們說。

實習醫學生，其實是醫院裡最尷尬的角色。我們身穿

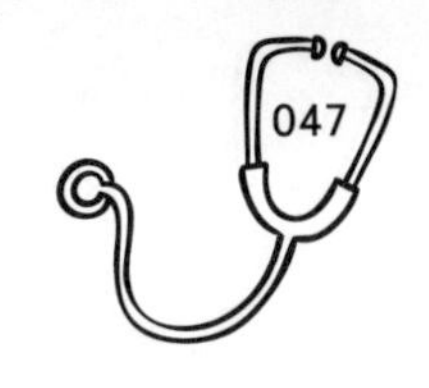

白袍，卻沒有執行任何醫療行為的權力以及責任，只是披著學習的外衣，在醫院這個大觀園裡當劉姥姥。我們努力在這個工作場域裡尋找自己的一點存在價值與角色，卻往往鎩羽而歸地退回那個名為討論室的安全地帶。即使只是替老師打個電話聯絡別人，對我們而言都是難得可以讓自己更有參與感的重要事項。

過了沒幾分鐘，兩位PGY學長以及一位intern學姐很快地出現在護理站，於是我們一行人便浩浩蕩蕩地開始了一天的查房工作。

查房，不似醫療劇裡演出的那樣，一二十人從主任、主治醫師、住院醫師、實習醫師、見習醫師、護理師佔據走廊像在拍攝廣告似的集體前進，而是一位主治醫師帶著自己的住院醫師、實習醫師去查每一位住院病人。作為實習醫學生的我們跟在後頭，往往是似懂非懂地聽著學長姐們討論病情、開order，時不時還要有被主治醫師問問題的心理準備，而口袋裡的手機與各種隨身書籍，往往是解救我們的最佳防「電」必備。

「早，今天覺得怎麼樣？」

拉開綠色的床簾，病歷上的一句「第四期惡性卵巢癌」

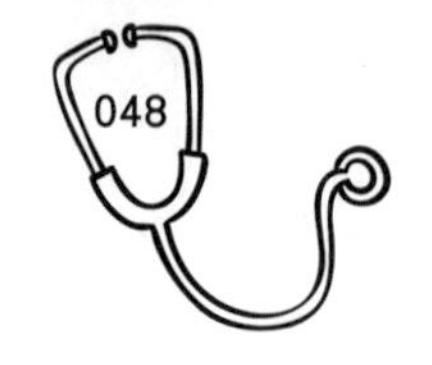
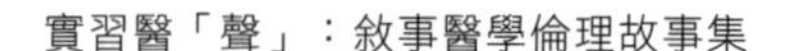

就這樣以一個被病魔折騰的蒼白面孔顯示在我眼前。我看見金太太有些無力地睜開雙眼，氣若游絲地吐出了幾句話。

「醫生，我都睡不好，這裡也痛，那裡也痛是要怎麼睡啊！」

「大夜班的護理師告訴我你昨晚睡得不錯呢。」

「沒有啦！我整個晚上翻來翻去都沒睡著，昨天真正睡著的時間也只有下午。」

「我不是有說過，晚上睡不著的話，下午就盡量不要睡了嗎？」

「我如果下午不睡，我就整天都不用睡了。」

這時我才意識到這位金太太，就是昨天護理師說醫師每次來查房都在睡覺，但卻又說自己睡不著的那位病患。我下意識翻了翻手裡的病歷表，想要讓自己從這有點尷尬的氣氛中轉移。

「你如果還是這樣難睡，我就幫你照會 精神科了。」

「我們不用照會精神科！我媽媽只是因為很痛睡不著而已！」

這時，一位穿著削肩黑色上衣與卡其褲，提著滾著金邊

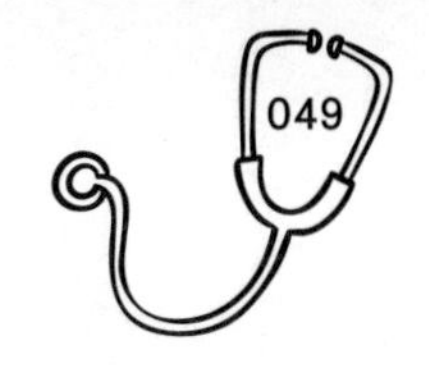

的手拿包、踏著至少有七公分高跟鞋的年輕女孩走進了病房，伴隨著清脆響亮腳步聲，隨之而來的是一股不同於病房消毒水味，馥郁到有些刺鼻的香水味。

「我媽精神不是好好的嗎？為什麼要看精神科！」

「你是金太太的女兒嗎？你好，我是你母親的主治醫師，我姓林，你媽媽現在的狀況還……」

「我媽的狀況我很清楚，我在美國的時候看護都有視訊告訴我。」

「你母親的病況還算穩定，不過她比較焦慮。」

「那就開一點好睡的藥給她啊，為什麼要照會精神科！」

「我們已經有開過了，不過似乎沒有改善，或許讓你母親跟別科的醫師談一談對病情也會比較有幫助。」

「我們不需要精神科醫師，我說很多次了。媽，我等下再回來看你，醫生不在這邊了我再來。」

一陣旋風似地，金太太的女兒又快速步出了病房，喀答的高跟鞋回聲漸漸遠離了病房，消失在護理站旁的長廊。

女兒突然出場又突然離去，留下了一群錯愕的我們，以及茫然的母親。

✚

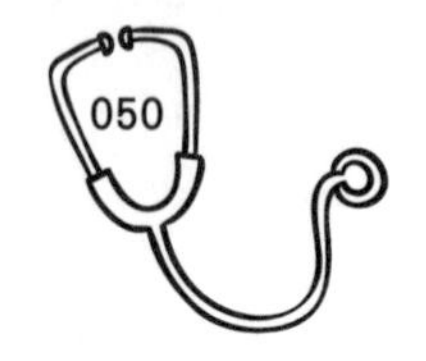

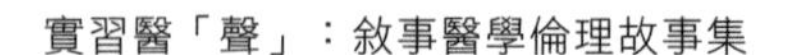

「金太太，那你好好休息，我會再和你女兒討論。」

我回頭再看了一眼金太太，她直愣愣地望著天花板，沒有回覆醫師的話。林醫師拉回綠色的床簾，帶著我們離開了病房。我看著一向幽默爽朗的他露出了一絲苦笑，卻也沒對我們透露一點不滿或憤慨。

「學妹，你先回去準備一下，等下8點半跟診。學弟，你和我把剩下病人查完吧！」

於是我脫離了隊伍，走回了婦產科會議室。我從背包裡拿出一本墨綠色封面的處方箋、粉紅色的婦產科生存手冊，各放在白袍左右口袋。隨意在筆袋裡抽一支原子筆就往胸前的口袋一插，再從抽屜裡抓一張門診記錄單，我低頭看了看錶，8點20分。

我快速拿起手機，按掉上面顯示「未接來電一通：媽」的螢幕，然後離開了會議室。塞著手機的白袍比剛才又更重了點，我聳了聳肩，將手插在口袋裡，裝作一副忙碌的樣子快速走往婦產科的門診區，暗自禱告在路上千萬不要遇到任何病患向我問路。

快速敲了門進了診間，林醫師早已準備開始看診。我一邊打開角落的折疊椅坐下，一邊詫異老師是如何比我快速來

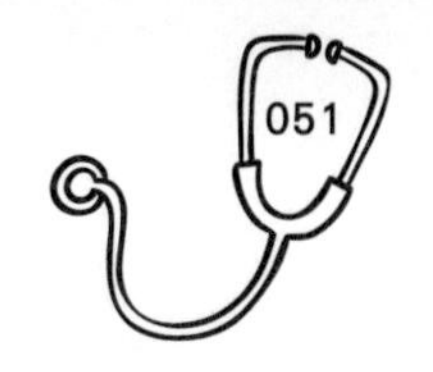

到診間的。我瞥了瞥診間螢幕上的病患清單，八十二位病患，看來今天的上午診不到下午是結束不了的。

「林醫師，有病患家屬說要來跟你道謝。」

「好，你讓他進來。」

診間的門開了，一位戴著棒球帽的中年男子靜靜地走了進來。臉上的口罩掩飾不住雙眼的疲憊，我依稀看見了有些紅腫的眼眶。

「林醫師，謝謝你前些日子的照顧，我媽媽昨天走了。」

「辛苦你了，節哀，節哀。」

林醫師站起身走近病患，用力握了握家屬有些顫抖的雙手。

「我媽媽清醒的最後幾天，交代我一定要來跟林醫師說謝謝。」

「應該的應該的，你自己要好好保重。」

家屬正要向林醫師鞠躬時，林醫師沒等他彎下腰就將他扶起，並且再次握了他的手，用溫暖柔和的語氣又說了幾聲加油。家屬微微點了頭，轉身準備離開診間。

✚

我看著他有些蹣跚落寞的背影，試圖在腦海中勾勒他與他母親最後的相處，那樣的酸楚、苦痛，彷彿就這樣在診間蔓延開來。

「這個兒子非常孝順，從一住院就是寸步不離地守著他媽媽，也常常來找我討論媽媽的病情。他媽媽是卵巢癌，上禮拜才剛送到加護病房去。」

我的眼神這時才從愣愣望著診間的門，回到了林醫師身上。只是微微轉了轉眼珠，淚水差點就這樣奪眶而出，原來，我早就濕了眼眶。

「生命有時，就是這樣脆弱。」

我有些不自然地撥了撥額邊的頭髮，順勢用白袍袖口抹掉還沒滴出眼眶的眼淚。

不曉得林醫師是否意識到我正努力遏止自己可能潰堤的眼淚，他將身體轉回了面對診間螢幕的方向，背對我沒再多說什麼。就在他轉身的一瞬間，我似乎看見了他有些泛紅的眼眶。

「林醫師，要叫下一位病患了嗎？」

「好。」

✚

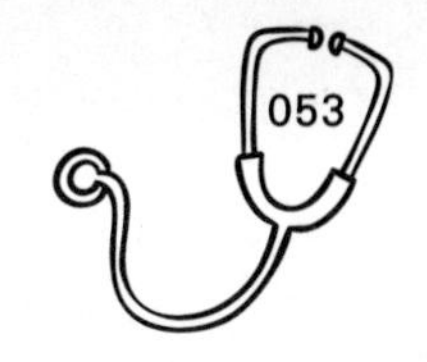

叮咚，診間的門又開了，看診不斷進行著。一位又一位可能是卵巢癌、子宮頸癌、或輸卵管癌的病人接踵而至，可能是七十幾歲如老奶奶般慈祥，卻已是末期的寡居婆婆；兒子剛升了大學離家，獨自一人來安排治療的五十歲單親母親；也可能是在丈夫陪伴下，瞞著子女來準備入院施打化療的年輕媽媽。短短的數小時，我彷彿看見了數十幾種人生在我面前，因為類似的疾病而交錯在這一個小小的診間。

「12點了，學妹你先去吃飯吧！」

「謝謝老師，你辛苦了。」

林醫師對我微了微笑，讓護理師又叫了下一位病患。我將折疊椅收好擺回角落，背起背包的那一瞬間，突然覺得肩膀好沉。我走出了診間，穿過了依然充滿病患的候診區，快步想離開這個有點令人窒息的所在。我一邊快速走著，一邊從口袋裡翻找手機，距離剛才沒接的那通電話，應該已經過了好幾個小時。我撥了撥號碼，等著電話接通。

「喂？」

「喂，媽喔，是我。我剛跟完診，你吃飽了嗎？」

醫學小學堂

PGY	Post-graduated Year，「畢業後一般醫學訓練計畫」的縮寫，醫學系六年制的醫學生畢業後需經過兩年的一般醫學訓練，才會投入專科，成為某個專科的住院醫師。
第四期惡性卵巢癌	根據國際婦產科聯盟的分期，卵巢癌可以分為I、II、III、IV期（羅馬數字的1-4），每一期又可用A、B、C，1、2再細分。第四（IV）期表示腫瘤已出現遠端轉移，轉移到腹腔外的器官，例如肝臟、脾臟、肺臟、後腹腔淋巴結等。
照會	當病患病情需要其他醫療專業的治療或診察時，原先的主治醫師可以透過「照會」其他科別的醫師或其他醫療人員，給予病患更全面的治療與照顧。以本文病患金太太為例，婦產科主治醫師可以透過照會精神科醫師，讓精神科醫師來為金太太做檢查與診治，以改善金太太的失眠情形。

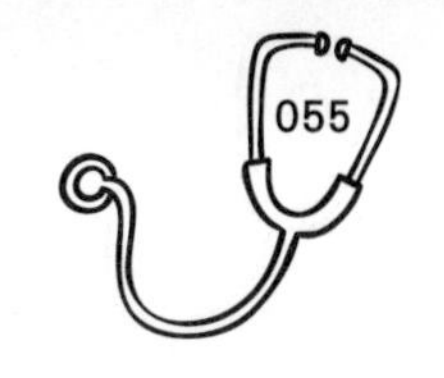

迴響 Sound Board

吳柏陞

第一句話，就感受到沛蒨的故事有濃濃的文學氣息。

這個故事不像小說充滿了人物的心情對白，反而很仔細地，把場景、畫面中的小細節描述出來。讓我在閱讀的同時，就像在看電影一樣在腦中想像這些生動的畫面。也正是因為這樣，沒有多餘的對白，讓我可以靜下來好好思考這個故事背後許多值得思考的地方。

尤其是病患還有家屬與醫師的對話，簡短卻表達得很明確，一眼就可以感受到病人的不舒服，或家屬不耐煩的神情。

在小小的診間，結束一天的行程也結束一篇完整的故事，最後與母親的對話首尾呼應，讓整個故事結束在溫暖的對話之中。

故事中的兩個病患形成了強烈的對比。

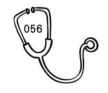

高跟鞋在長廊的回聲象徵金太太高傲的女兒；棒球帽和口罩象徵低調的中年男子；中間還穿插著母親的未接來電。這些矛盾與複雜的心情，正是clerk生活的最佳寫照。

每天都像在洗三溫暖，有時迎接新生命的到來；有時目送奮鬥已久的鬥士離開；有時聽病患為了臉上的皺紋與醫師抱怨連連；有時要面對壞消息帶來的沉默與煎熬。

也許臨床醫學中最重要的一課，就是要學會怎麼放下各種不同的情緒。

故事中金太太需要精神科醫師，家屬卻不屑一顧，醫師也只能苦笑面對，明明可以幫助病人卻困難重重；遇見末期的癌症時，醫師竟然只能雙手一攤，想幫助病人卻做不到。兩種不同情境，訴說一樣的心情。醫師能做的真的很有限。

在神經外科實習時，有一次難得的機會，主治醫師帶著我一起去和家屬解釋病情。大致上就是希望家屬做決定，要不要放下病人讓他好好離開。其實跟在旁邊聽的時候心情是矛盾的。

當時的我，感受到老師的冷血與現實，主治醫師直接告訴家屬如果現在不放病人走，植物人往後的種種問題，一定會造成家庭非常大的負擔。可是這樣的冷血與現實，其實是

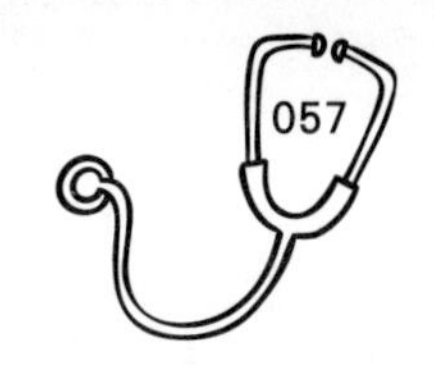

為了病患與家屬的將來做出正確的建議。

那天過後我經常在想，醫師的專業，是否等於冷血與現實？

看完沛蒨的故事，我想我似乎有點了解，醫師不是冷血，而是把情緒放在自己的心裡。病人和家屬往往是感性的，醫師的工作就是冷靜、理性地為他們做出最好的建議。剩下的遺憾與眼淚就放在心裡，隨著時間慢慢消逝。

醫師只是個人，卻常常感覺醫師在與超出自己掌控範圍的巨大身影搏鬥，不管是在開刀房還是在station，就像林醫師說的：「生命有時，就是這樣脆弱。」

我想一定會遇到用盡一切努力卻挽留不住生命的時刻，也正是在這樣的時刻才能體會生命真正的重量。希望將來遇到時，自己能夠用最謙卑的心情來面對生命，協助病患、家屬做出最正確的選擇，這才是我們應該做到的事。

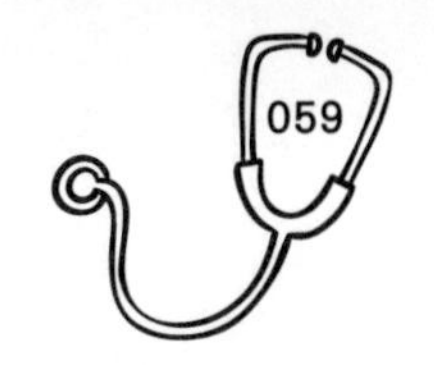

06

平靜・不平靜

王顥蓁

加護病房不像急診室那樣轟轟烈烈，這裡微冷的空氣中，偶有護理人員交談，發出窸窸窣窣的耳語和笑聲，但多數時間只有住院醫師埋頭開醫囑和打病歷時敲著電腦鍵盤發出的噠噠聲，以及那幾乎要融入背景的呼吸心跳監測器此起彼落的嘟－嘟－嘟－聲。

多數時候的加護病房，是平靜的。

＊＊＊

2016年10月22日 下午2點15分

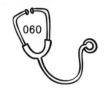

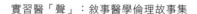

我和住院醫師學長踏入病房時，護理師已站在淑惠的病床邊扶著她的肩膀。淑惠雙手撐在床上，勉強維持坐姿，呼吸看起來有點用力。本來就很倔強的她此時看起來更倔強了，用力吸氣、呼氣，我能感受到她多麼努力，大口大口地想把眼前的空氣吞進去。

「剛剛上完廁所，她就開始有點呼吸不順，可能剛剛用力的關係。」護理師邊說邊撐著淑惠的身體以防她突然倒下，但淑惠依舊撐著、坐著。

「她是在床上上的嗎？還是去廁所？」學長問。

「她說她可以下床，不想在床上解，所以堅持到廁所上。我有陪她一起去，但是一上完就開始喘。」護理師的回答中帶有拉不住淑惠的無奈與擔心。

「你現在吸的到氣嗎？我們給你面罩讓呼吸器幫你，讓你比較好吸氣，好嗎？」學長靠近病床，扶住淑惠的肩給予關心，同時幫護理師撐住她的體重。

淑惠的眉頭擠在一起，努力地、倔強地喘著氣，在還是無法獲得足夠氧氣的難受與懊惱下，勉強點了頭。護理師立刻翻出面罩、拆開包裝、罩住口鼻、綁緊帶子以防漏氣，再將管子接上呼吸器。

✚

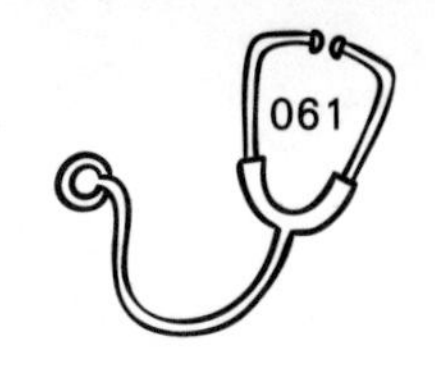

「不要緊張！來，跟著呼吸器的節奏，它打氣的時候跟著吸！」學長緊盯著淑惠一吸一吐，還有監測器上心跳、血壓跟血中氧合濃度不斷變化的波形還有數字。情況看起來不太妙。

面罩下的淑惠仍努力想吸進氣，想靠自己的力量呼吸，但她的倔強在跟呼吸器的頻率打架。唉，這也是人之常情，一般人平時不會用呼吸器呼吸，若一時緊張肯定無法適應，我想。

「不要抗拒它！你要配合它的頻率！來，跟著，吸氣——吐氣——吸氣——吐氣——吸——吐——吸——吐——」學長提高聲調，試圖用聲音吸引淑惠的注意力，希望她能跟上節奏。

「狀況不好，血壓跟血氧在掉！」護理師看著監測器，講話變得快而簡潔。

「我們讓你睡著，幫你插管好嗎？這樣你就不用這麼用力呼吸了，好嗎？」學長看著淑惠，音量比之前更大聲以蓋過呼吸器氣流聲以及血壓血氧異常出現的警示音。淑惠仍堅持要自己呼吸，微微搖了頭，她用她的倔強跟不服輸撐著她的世界，但越發吸不到氣的她，表情越發痛苦。

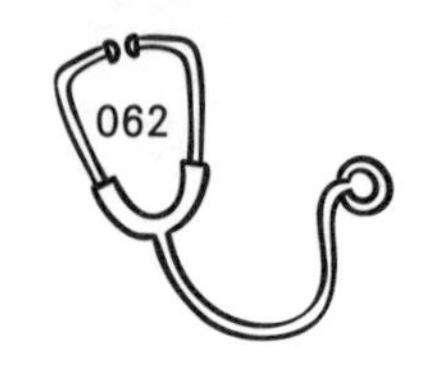

眼看狀況沒有改善，反而不斷惡化，學長再次勸淑惠：「讓機器幫你好嗎？就不用這麼用力！好嗎？」

淑惠沒點頭，繼續用她全身的力氣嘗試呼吸。我相信她聽到了，她的眼神告訴我她聽到了，只是她不想放棄，她還想試，她的倔強不允許她輕易放棄，她一直覺得自己的病沒有什麼大礙，不需要住加護病房，所以絕不能在這裡倒下。

學長示意護理師先去準備：「真的不行，就直接打鎮靜劑，插管。」護理師收到指令開始準備，房間外頭的護理師也明白大概的發展跟決定處置的方向，陸續帶著材料、設備推車，魚貫進病房。病房漸漸變得擁擠，而我深怕擋到他們的動線，不斷挪動我的位子。

「我們幫你打鎮靜劑，讓你睡著，讓機器幫你呼吸，好嗎？就不用這麼用力，會舒服一點！好嗎？」學長對著淑惠再次強調。

這次淑惠沒有繼續堅持，但她依舊眉頭深鎖，只輕輕點了個頭。可能是撐得累了，發現自己無法克服目前的情境，所以勉強接受醫師給予的建議。

但這一點完頭，鎮靜劑都還沒經由管路流到手腕、流到靜脈，她便一下失去了重心，暈了過去。

✚

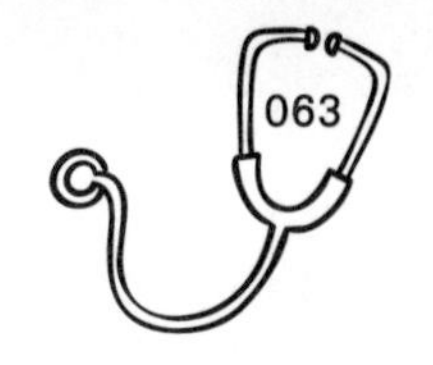

淑惠，失去了意識。

而這一倒，像是意志力用盡後的一倒，她的倔強、她的堅持遺落在病床的邊上。

學長跟床邊的護理師們急忙把淑惠放平，放下床頭板，把床轉低，拆下呼吸器，換成人工急救甦醒球。護理師接過甦醒球開始規律地壓、放、壓、放。剛剛準備的插管材料立刻被遞上來，學長接過手，俐落地完成插管，再度接上急救甦醒球。

大家稍微鬆了一口氣。

原以為情況會好轉，但沒想到，接下來不到三十秒，監測器的數字一直向下掉，心律開始不穩。

「嗶嗶——」警示聲劃過房間，所有人快速瞥了監測器。螢幕上是一條不動的直線，跟淑惠一樣倔強，一路到底不高不低不願起伏的直線。

「開始CPR！」學長大喊，一邊開始壓胸，一下、兩下、三下、四下、五下、六下七下八下……一個護理師衝出去撥電話給家屬，兩三位護理師快速把電擊器、超音波儀器從外面推進來。房間內的氣氛更加緊張，因為湧進更多人而鼎沸，但是空氣卻異常稀薄。

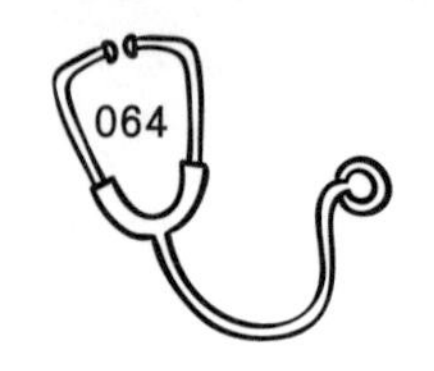
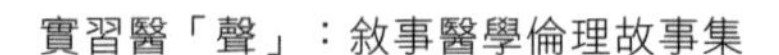

「學妹！快去對面叫intern來幫忙！」學姐拍了我的肩，我才從眼前的情景回過神來，愣了一秒，我拔腿往對面另一區的加護病房跑去。

再度回到病房時，穿著白袍的主治醫師已經在裡頭，身邊的住院醫師學長穿著深藍色值班服，intern則穿著短袍在後面待命，其他空間則擠滿穿紅紫色工作服的護理師。這次，我沒有進去，而是隔著一層玻璃看著房內的情景。

玻璃窗隔絕病房內的匆忙，醫護人員一來一往的指令跟狀況回報隔著玻璃只剩唇語。病房外的區域，依舊平靜，只有呼吸心跳監測器發出的嘟－嘟－嘟－聲。

心跳回來了，他們正在做超音波看看是哪裡出問題，是再度發生肺栓塞，又或血塊漂移塞住心臟冠狀動脈。

「家屬到了！」從加護病房門外走進來的護理師回報。主治醫師走出病房，往門口走去，我跟了上去。

到了加護病房門口，看見的是淑惠的兩個妹妹、妹夫和淑惠的爸爸。「我媽媽在趕來的路上。」淑惠比較大的妹妹是主要的發言人，她忍著激動、忍著即將潰堤的情緒說道，但眼淚隨後奪眶而出。「我姐姐現在怎麼樣了？早上會客，我們還有跟她講話，那時候人不是還好好的嗎……」她越

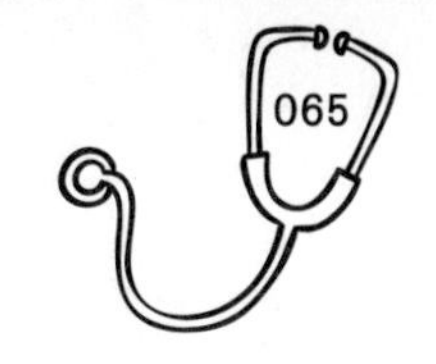

說，哽咽聲越明顯，最後完全蓋住她想說的話。

「我們剛剛CPR有救回來。但是現在狀況不是很穩定，可能隨時會再次進行急救。」主治醫師解釋。「拜託你們救她！一定要救我姐姐！一定要把她救回來！」淑惠妹妹緊抓著醫師的手。「會的，我們會盡力的！」醫師說完便抽出被緊握的手，反過來握住並拍拍淑惠妹妹因為緊張、因為害怕、因為不知所措而顫抖的手，之後就轉身回病房，白色背影消失在轉角。

加護病房在非探訪時間有門禁，淑惠的媽媽還沒到，於是我便留在原地陪家屬等，等著幫她開門。護理師看淑惠妹妹哭到快撐不住，便示意我帶她到旁邊的小房間坐著。「明明早上還好好的……為什麼會突然這樣……為什麼……早上人還好好的……」她不斷啜泣、不斷哀嘆，眼淚不斷落下。我，不知所措。在這個轟轟烈烈的場景裡，此刻的我，是個什麼都不會、什麼都幫不上忙的醫學生。不知道哪來的念頭，大概是看到一個極度傷心的人，會有的憐憫，我抽了幾張紙巾遞給坐在我面前的淑惠妹妹，並伸出手拍拍她的肩膀，蹲下來，握住她的手。「醫師跟大家在裡面努力，先不要想太多。」我輕輕地說。淑惠的妹妹激動地抓緊我的手，像是荒流上唯一一根浮木那般緊緊抓著。

✚

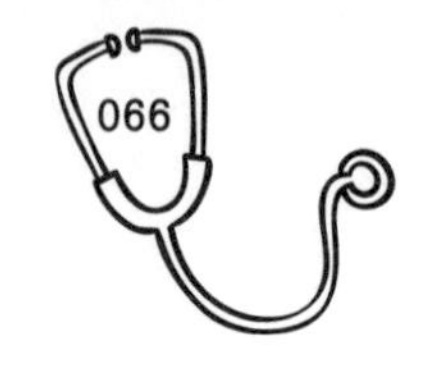

會，沒，事，的，這四個字卡在喉嚨，我沒有說出口，因為，我不知道能不能講，該不該講。狀況看起來好像沒有那麼樂觀，不知道是否會給家屬太多希望。沒事，在此時此刻，成為了過多的希望……

淑惠媽媽一到，醫師再度出現，說明剛剛過程中又再進行了一次CPR，現在因為又沒有心跳正在進行第三次。他帶著家屬來到淑惠房外的玻璃窗前，淑惠在床上動也不動，只看到學長、學姐輪番壓胸進行急救。

「因為剛剛心跳停止，短暫缺氧，我們擔心淑惠的心臟跟腦經歷缺氧有所損傷。我們正在努力救，但是救回來可能也不是很樂觀，要讓你們先知道。」這個消息來的突然、猝不及防，把家屬們勒在懸崖邊。「這次是第三次CPR了，所以你們可能也要再想想，如果再心跳停止，還要不要再壓。」

淑惠媽媽沒等醫師說完就崩潰大哭，「伊係我欸寶貝查某囝，你一定愛救伊，絕對愛救伊。伊無可能放我一個人。」媽媽的眼淚不停地掉，不時放聲大哭。

醫師走回病房內，只見淑惠媽媽邊哭邊拍著玻璃窗，「淑惠，媽媽來啊，你免驚，媽媽來啊，你趕緊醒來，媽媽來尬你看啊！」親情深深的牽絆嵌在字字句句裡，夾雜著淚

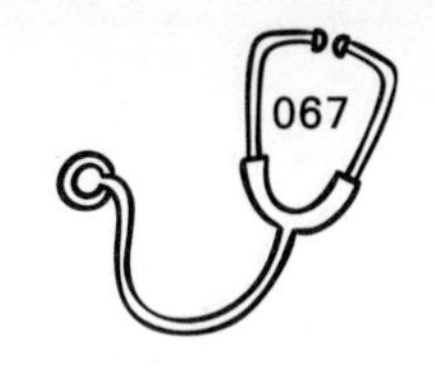

水、情緒，加護病房的氣氛變得悲慟、令人鼻酸。

「淑惠，你要加油！快緊醒來！」媽媽的聲音都分岔了。淑惠的妹妹明白醫生想表達的意思，倒在她先生的懷裡哭得更傷心。

一旁一直默默看著的淑惠爸爸，悄悄挪動年邁的身軀，到玻璃窗旁的白牆邊，拿出面紙，偷偷擦掉他歲月歷練的臉龐上的淚珠。他別過頭，背對著玻璃窗，微微低下頭。爸爸在撐起一個家、成為支柱的時候，收起了自己的軟弱還有情緒，可是在看到自己的女兒在裡頭急救時，他的脆弱、他的堅強、他的無計可施形成巨大矛盾。

我的眼眶濕了，只能轉身偷偷藉調整口罩之名的手，快速擦掉淚水。

醫師再度走出來，表情沉痛地說：「我們想讓你們去床邊陪陪淑惠，給你們一點時間單獨陪著她。不然依照現在的狀況，我們只能一直壓一直壓。對她來說是一件很辛苦的事情，她的胸骨可能都已經被壓斷了。」

媽媽拉著醫生邊哭邊說：「我欸寶貝查某囝，伊無可能放我一個人。你一定愛救伊。」「淑惠，你趕緊醒來，你趕緊醒來！」媽媽幾近失控地大哭大吼，用盡她的全力把她的愛哭出來。「媽，你不要這樣，這樣姐姐會很累，她可能都已經被壓到受傷了。我們不要再救了好不好。」淑惠妹妹難過地邊哭邊講。

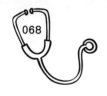

「伊無可能放我一人，你叫伊們救伊。」媽媽不願接受眼前的事實，一直拉著淑惠妹妹。淑惠妹妹只是低頭，搖頭，眼淚一直掉一直掉，她不想要姐姐再受苦了，她也不想要媽媽這麼難過。

2016年10月22日 早上11點23分

＊＊＊

中午的查房，主治醫師會帶著住院醫師、實習醫師、實習醫學生還有護理師到每個床邊看病人，同時跟家屬解釋病情。但今天，只有學長、護理師跟我。

「您好！我是住院醫師高醫師，主治醫師今天早上有門診，所以下午會客的時候才會來，不過他早上有來看過了，不用擔心。」學長踏入病房，跟家屬對到眼便開始解釋。淑惠坐在床上，看起來就跟一般人一樣，第一眼看她可能會很納悶為什麼她會被收入加護病房。

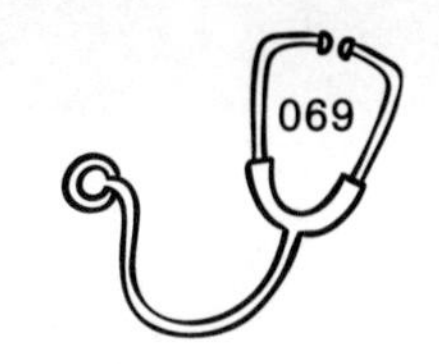

「今天還好嗎？會呼吸不順或是腹痛嗎？」學長例行性地問。「呼吸還好，但是肚子還是會痛。」淑惠說。她表情冷淡，對醫師比一般人有更多的防備心，可能是個倔強、很有自己想法的人，覺得自己沒什麼事，怎麼會住到這裡來。

「我看她狀況還好，什麼時候可以轉出加護病房？」淑惠妹妹問。

「我們今天有幫她做腹部超音波，裡面有腹水，下午可能要幫她抽掉，需要你們幫忙簽署同意書。因為之前肺栓塞屬於急症，所以要在加護病房留觀。現在看起來好很多，呼吸幾乎已經恢復正常，下午我們把腹水抽掉，如果沒有狀況，可能就可以轉出。」她們聽到這個消息算是安心了許多。「但因為我們現在有打抗凝血劑，所以等等可能要先停掉，不然抽腹水時可能會大出血。如果沒問題，我們等等就關掉點滴，大概2點半、3點放引流管。」學長解釋。

「會很痛嗎？我很怕痛。」淑惠說道。「我們會打局部麻醉劑，不用太擔心。但是還是有相關的風險，等等護理師會再跟你們說明。」她們點了頭。確認過沒有其他疑問後，護理師按照剛剛的說明關掉點滴，把架子移到靠牆的位置。我們一群人走出病房。

今天的加護病房跟往常一樣，多數的時候是平靜的。

✚

醫學小學堂

血中氧合濃度	（動脈氧氣壓力除以吸入氧氣壓力得到的）臨床數值，可用來判斷病患的呼吸、身體組織得到氧氣的情形，當氧合指數太低時可能暗示病患出現急性呼吸窘迫的狀況。
人工急救甦醒球	俗稱「Ambu」，用於心肺復甦或是輔助人工呼吸，可以外接氧氣，故可以根據病患情形給予各種濃度、流速的氧氣。
CPR	Cardiopulmonary Resuscitation，「心肺復甦術」的縮寫，根據《安寧緩和醫療條例》第3條，「心肺復甦術：指對臨終、瀕死或無生命徵象之病人，施予氣管內插管、體外心臟按壓、急救藥物注射、心臟電擊、心臟人工調頻、人工呼吸等標準急救程序或其他緊急救治行為。」
肺栓塞	肺栓塞表示肺動脈被血栓堵住，導致呼吸功能以及心肺循環的一連串問題。常見症狀包括胸痛、呼吸困難，有些患者甚至不會有明顯症狀。
冠狀動脈	專門供給養分與氧氣給心臟的血管，若發生阻塞

或狹窄時，心肌就會因缺氧而收縮力下降，甚至壞死。

腹部超音波｜腹部超音波是一種非侵入性的檢查，可以提供包括肝臟、膽囊、胰臟、脾臟、腎臟等器官的影像。

腹水｜腹腔內、臟器外的積水。許多疾病都會導致腹水的產生，例如肝硬化、心臟衰竭、腹膜炎、惡性腫瘤等。少量的腹水並不會有症狀，大量腹水則會導致腹脹、腹痛、甚至呼吸困難等不適。腹水的治療需要根據產生腹水的原因做處置，而抽取腹水可以暫時改善患者不適的症狀。

抗凝血劑｜顧名思義，抗凝血劑可以防止血液凝固，而以本文淑惠而言，她曾發生過肺栓塞，抗凝劑的使用可以減少血栓的產生，防止肺栓塞的再發。

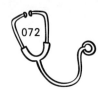

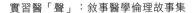

迴響 Sound Board

萬冠宏

顥蓁的文章剛開始用了短短的篇幅交代了數個同時發生的場景，第一段雖然篇幅短小，但是卻生動描寫出加護病房的狀況，許多的狀聲詞讓場景更加動感。

「多數時候的加護病房，是平靜的。」這句話帶有一種暗示的感覺，讓人覺得現在的加護病房正處在暴風雨前的寧靜。

緊接著故事氣氛開始變得緊繃，病人開始喘不過氣來，情況開始加劇。接下來開始是一連串的對話夾雜著一些敘述，我覺得這是顥蓁很厲害的地方，因為她把每個人的動作都描繪得非常清楚，而且對話裡生動表現每個人的情緒。

學長和護理師們救人急切的心情；家屬的無助與全然交付醫師的希冀；作者看見生命起落的震撼及震驚，還有剛成為一個實習醫學生面對突發狀況的不知所措，每一個畫面都在字裡行間表現了出來。

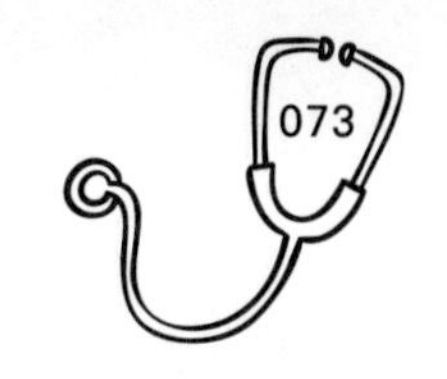

這篇文章不只有一個高潮，而是高潮迭起，病人的狀況如同暴雨之中的一葉扁舟，載浮載沉，隨時都有可能面臨徹底滅頂的危機。這時候文章將焦點轉到每一位家屬的身上，每一位家屬無助及擔憂都有不同的表現，母親傷慟地嚎啕大哭以及悲戚地呼喚，父親雖然沒有母親表現得這麼明顯，但是從他目睹女兒在病房裡搶救，眼淚無法控制地流下來只能不停擦拭，就可以知道其實他的悲痛是不亞於母親的。

另外顥蓁這篇文章的對話裡帶到很多急救相關的敘述，我覺得剛進入臨床能夠有這麼清楚的描繪，可見這個事件讓她有非常深切的感觸。

文章最後「今天的加護病房跟往常一樣，多數的時候是平靜的。」呼應了前面的一句，也有著一種但是不知道什麼時候暴風雨又將到來的感覺。

我覺得整篇文章非常有感染力，能夠讓人隨著對話不知不覺就融入場景，隨著母親的哭嚎而感到揪心，看著父親偷拭淚水而感到鼻酸，看到病患在死亡邊界與死神角力而感到生命的無常。

另外這個故事的情境也讓我想到在神經外科遇到的急救。病人已經急救了快一個鐘頭，家屬希望醫護人員不要放

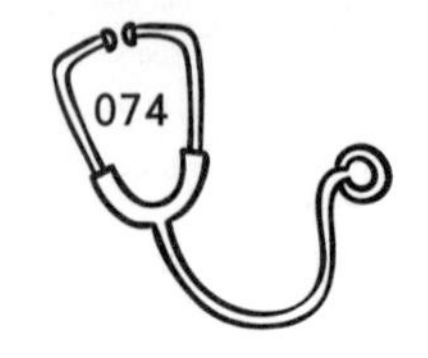

棄急救，這個時候到底是該繼續還是不繼續？以身為醫療人員的觀點來說，這時再繼續救下去幾乎已經沒有救回來的希望了，但是以家屬的觀點來看，卻不願意放棄一絲一毫的希望，哪怕只有千萬分之一他們也願意嘗試。這時就會需要醫病之間良好的溝通，也許可以嘗試與家屬說明統計數據上來看已經回不來了，另外也可以與家屬達成共識，如果再過多久還沒有辦法救回來就會停止急救，以避免讓病人承受不必要的折磨，讓家屬有心理準備，也讓他們看到醫療同仁已盡心盡力搶救他們的親屬，這樣一來比較能使死者的家屬接受親人過世的事實，而不是責怪院方沒有將病人搶救回來。

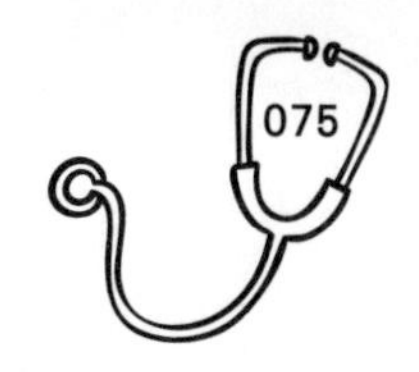

07

乃子平安

葉盛傑

「醫生，我還能不能再懷孕？」一早，在婦產科門診，一位年約四十的中年婦女，黃小姐，焦急地向醫師詢問。

「來，我們先去照個超音波。」黃小姐經歷了無數次流產，對醫師來說已經是「熟客」，看著她的病歷記錄，答案其實已經了然於胸，不過還是得制式化地讓病人做個檢查。醫師細心地幫黃小姐掃超音波，掃著掃著眉頭不禁皺了起來，語氣沉重地說道：「你的子宮幾乎都長滿了肌腺症，容易出血，對胚胎的發育不是很好。然後你上次流產出血時我們有幫你做過血型配對，發現你的血中幾乎所有抗體都有，因為你以前輸過很多次血，我們的血庫幾乎配不到適合

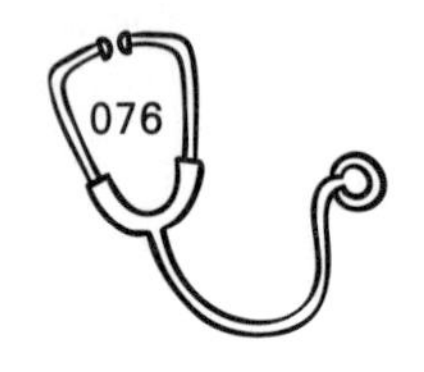

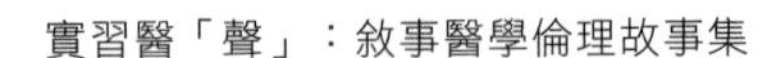

你的血，如果你要生產時很難備血，加上你的體質很容易出血，到時候處理起來會很麻煩。」

在婦產科，一個麻煩的問題就是產後大出血，這名婦人屬高齡產婦，有高度出血傾向，輸血又不易，醫師難免會擔心。就醫學專業的角度，解釋病人面臨的風險和給予最適當的建議是醫師的職責。然而情、理、法往往難以兼容，有時取捨之間，需要一些藝術。

黃小姐一聽完醫師的解釋，難掩失落的表情。回到診間，醫師說道：「坦白講，我會建議你不要再懷孕。」醫師邊打著病歷，想了想，又說道：「不好意思冒昧問你一個問題，你這麼積極想懷孕的理由是什麼？」

黃小姐一臉沮喪，答道：「其實，我和先生是再婚的，婆婆那邊比較傳統，雖然是沒有明講啦，不過我多少都會感覺到壓力，而且我已經快四十歲了，自己也很著急。」

醫師說道：「我能理解。但是站在醫師的立場，我得跟你說，你的子宮肌腺症範圍很大，而且是瀰漫在子宮肌層裡，臨床上唯一根治的方法就是把子宮切除，但是這樣就跟你的願望違背了，可是說真的，你的子宮狀況很不適合胚胎發育，而且就算我們成功撐到足月，生下來的過程又是一個

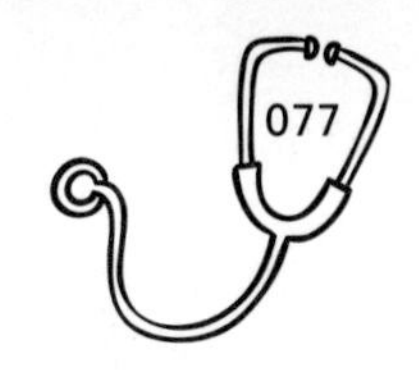

難題，像我剛剛跟你提到的大出血問題，輸血不容易，還可能會變成瀰漫性血管凝血，到時候會更難處理。」醫師解釋著，他得把可能的風險都告訴病人。

黃小姐反問道：「那醫師你建議我應該怎麼辦？」

醫師看著她著急的眼神，答道：「我會建議你再跟先生和婆婆溝通看看，因為你的問題不是單純的不孕症，而是這樣的體質造成你容易流產，妊娠風險也很高。你不要太自責，醫學上我能幫你的我會盡量幫你，家人那邊你要試著努力看看，不然要讓你冒著生命危險懷孕，我也不是很願意。」

黃小姐思考了一會，說道：「好，謝謝醫師，我再回去跟他們討論看看。」醫師說：「不客氣。你再努力跟家人溝通看看，慢走！」

像黃小姐這樣四十歲左右，來婦產科焦急求子的婦女很多，每一個殷殷盼望的背後，都有一段人生故事。因為人工生殖技術的進步，帶給很多家庭希望與快樂。然而，事情往往不像我們說的「頭過身就過」。待產室的門上，終年貼著「平安順產」的祈福語，短短四個字，道盡了每一個媽媽、爸爸，和產科醫護人員的衷心盼望。

產房的白板上寫著每一個待產孕婦的產程進展，子宮頸

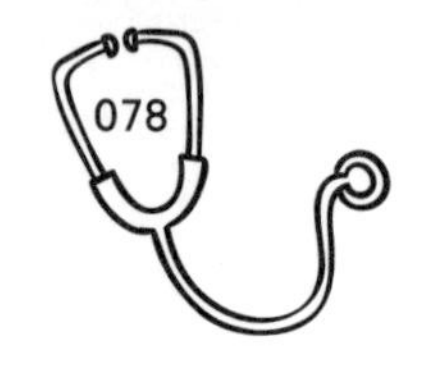

開了多少、變薄程度、胎頭降到哪裡，或者安胎用的藥物，都寫得一清二楚。

＊＊＊

這一天晚上，產房來了一位三十九歲，懷著雙胞胎（三十一週）的張女士。她本身有妊娠高血壓，因為有持續的宮縮，懷疑是早產的跡象，以及因為前置胎盤造成的陰道出血，而被收入院安胎。

因為這個病例的複雜性，勾起了我的好奇心，於是我決定進一步了解。隔天早上，當醫師查完房後，我來到張女士的待產室。

「您好，我是實習醫學生，想來問您幾個問題。不知道您方便嗎？」

「ok。」張女士略帶倦容，也許是昨晚太過緊張，或是因為藥物導致。

「我想請教您，這次來我們這裡住院的過程。」

「嗯⋯⋯我懷的是雙胞胎，昨天晚上發現有持續宮縮，陰道又有大量出血，所以我就請我先生趕快送我來急診。」

「您本身有一些疾病嗎？」

「有妊娠高血壓。」

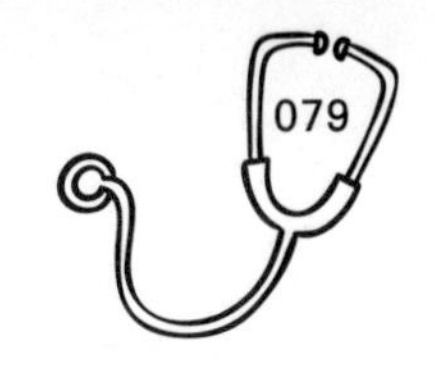

在聊天的過程中，我大概了解一些事。張女士這一胎是用試管嬰兒的方式受孕的，在這胎懷孕成功之前，她和她先生已經嘗試許多次人工受孕，花了三年多，但都以失敗告終，期間花費難以計數。直到這次好不容易成功，眼看孕期即將進入尾聲，不料卻出了這樣的意外。

言談間，可以感覺到張女士和她先生對於孩子的渴望。她是公司的主管，自畢業後就開始努力工作，打拼了十幾年，好不容易事業有成，卻發現已經年屆高齡產婦，嘗試懷孕多次未果，於是尋求人工生殖的協助。聽她說她做人工受孕失敗了好幾次，我心裡估量著，這可是一筆很大的開銷啊！這對夫妻經濟能力優渥，但想要有自己的孩子，對受不孕症所苦的夫妻來說，卻像是一種奢求，不論你花了多少錢，多少努力，都不一定能有。

一位接受安胎治療的孕婦，得要付出很多代價：藥物副作用、擔心害怕造成的心理壓力，以及最重要的，要犧牲人身自由，每天只能臥床，連上廁所都得在床上解決。這一臥，至少得躺兩週以上，等孩子的肺發育比較成熟，才能生下來。這期間雖然痛苦，但作為一個母親，再多的代價也都要努力一試。

之後的每天，我都會去看看她，也會問護理師和主治醫

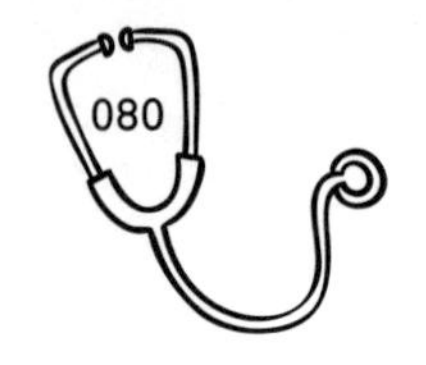

師，關於她安胎的情況和變化。在頭幾天，出血比較嚴重，好不容易才控制下來。大約十天後的晚上，雙胞胎中比較下位的那一個baby胎心音 發生了變化，心跳掉下去，變異性也變差，懷疑有胎兒窘迫。隔天我看著這樣的監測數據，憂心忡忡地去問主治醫師。

「老師，第一間張○○的其中一個胎兒胎心音好像不太妙。這樣要怎麼辦？」我問。

「你覺得呢？是不是應該要幫她剖腹生下來？」

我思考著，醫師接著說：「其實不用。你可以看她的胎兒窘迫，後來有自己修正回來，像這樣我們就先觀察看看。首先，因為小孩長在子宮下段，那邊的血液循環比較差，我們可以預期這個小孩會長得比較不好，也比較容易被壓迫。胎心音就算掉下去，我們觀察一陣子，如果狀況沒有惡化，他可以自己調回來，我們就不用太過擔心。」

醫師繼續說道：「其實我們可以反過來想，假設我們一看到胎兒窘迫，就很緊張地把她抓去剖腹產，但小朋友現在還不夠成熟，有可能弄不好三個人都要住加護病房。你可以想像，來醫院生個小孩，家屬卻收到三張病危通知單，那一定很不好受。」

「我們要建立的觀念是，『母體是對胎兒最好的保護』，

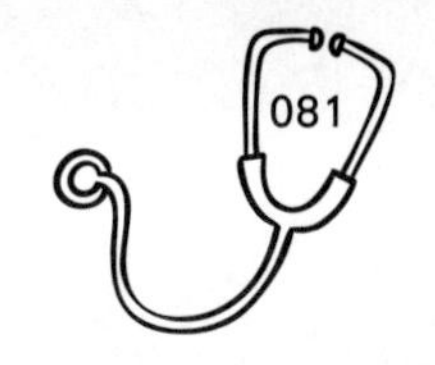

如果沒事就不要隨便把小孩拿出來。我們為了搶救下位的胎兒而剖腹，結果長得比較好的上位胎兒也要一起生出來，最後兩個都變成三十二週的早產兒，預後就比較不好。可是如果我們冷靜一點，先觀察，等他的血流供應變好，他會自己恢復，那我們就能爭取更多時間讓胎兒肺部成熟。像這個病人，他們花了很多錢做試管嬰兒，好不容易要收割了，我們可以盡力幫助他們得到最好的結果，至少雙胞胎中要保住比較好的那一個。」

醫師頓了一下，嘆了一口氣，說道：「這是最近最麻煩的一個病人，這幾天我們要準備跟她拚了，盡量讓她撐到三十四週，不過我覺得應該很難撐到那時候，可能再多撐五天就很厲害了。」

查房的時候，醫師交待這對夫婦：階段目標是要撐到三十四週，也要隨時注意有沒有大出血，如果情況緊急會直接剖腹，不一定有時間跟家屬說明，因此要先有心理準備。

當我離開婦產科的時候，望著待產室門上貼著的「平安順產」祈福語，以及護理站學長姐忙碌的身影，不禁有許多感觸。胎心音監測器上，兩條曲線起伏變化，胎兒的心跳一切都正常。我想，她們母女三人今夜都能睡得安穩吧？
「一定會平安的」，我相信。

醫學小學堂

肌腺症	當子宮內膜長在子宮肌肉層時，這些異位的組織會影響到子宮的正常功能，並且可能引起嚴重的經痛。
高齡產婦	受孕年齡大於三十四歲，或是生產年齡大於三十五歲即為高齡產婦，而高齡產婦發生流產、早產、胎兒體重不足、胎兒染色體異常、妊娠高血壓等情況的風險較高。
子宮肌層	子宮壁的肌肉層，主要功能是讓子宮進行收縮。
瀰漫性血管凝血	一種全身凝血功能異常的綜合症，由其他疾病所導致，例如細菌感染、癌症、創傷等。
妊娠高血壓	當孕婦懷孕前沒有高血壓，而於懷孕後出現高血壓（收縮壓大於140mmHg或舒張壓大於90mmHg）即為妊娠高血壓。一般大約出現在懷孕二十週之後，並且大部分會於產後三個月恢復正常。
宮縮	子宮收縮。一般的生理性宮縮（俗稱假宮縮）較不規則，並且疼痛可以因為休息而緩解；病理性

宮縮（俗稱真宮縮）較規則，並且收縮頻率會越來越高，強度逐漸增加，疼痛感也無法因為休息而緩解，此時可能表示孕婦即將生產。

名詞	說明
前置胎盤	當胎盤的位置覆蓋在子宮頸上時，就稱為「前置胎盤」。前置胎盤容易導致懷孕晚期的出血，而這樣的出血較少伴隨疼痛或宮縮。
安胎治療	安胎主要的目的在於避免早產的發生，藥物治療上以給予子宮收縮抑制劑為主，並且讓孕婦盡量臥床休息。
胎心音	胎心音反應了胎兒的心跳，因此監測胎心音可以用來評估胎兒在子宮內的情況。
變異性	此處指的是胎兒心音的變異性。由於自律神經系統（交感、副交感神經）的作用，胎兒心跳應該要有不規律變化和波動，也就是所謂胎心音的變異性。一般而言，正常的胎心音一分鐘應該有六到二十五次變異。本文提到的胎兒心跳變慢、變異性也變差，可能暗示著胎兒出現缺氧等狀況。

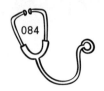

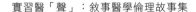

迴響 Sound Board

伍君樂

這篇文章裡探討在婦產科常會遇到的情況，將真實案例用對話詳細述說，也深刻描述病人的深切渴望，以及醫生有時對於病人確實幫不上忙的處境。有時候處於一個兩難情境時，雖然醫生可以給予醫學上的專業建議，可是最終的決定權依然掌握在病人手中，因此就算病人的情況確實不適合，甚至有生命的危險，若病人堅持，醫生仍會盡力幫助病人，另外我覺得更困難的是，每位為人父母者總是抱著無窮的希望，要如何用客觀的立場跟他們說明，不澆滅所有的希望，但也必須為可能的希望落空做好心理準備，就像案例所描述的，必須婉轉地跟病人解釋，一個高齡又有肌腺症的病人，要成功懷孕的機會已經非常渺小，就算成功懷孕，到順利生產之間所需要度過的關卡卻是一關比一關困難。對於一個面對家庭和自己同時給予壓力的病人，要如何解釋得讓他可以接受，非常需要學習。

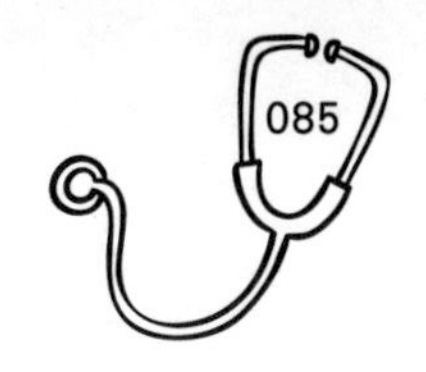

另一則雙胞胎的案例也是一種非常為難的情況，當然若能有兩個健康的小孩是最好的結果，但若遇到緊急狀況，必須犧牲一個換取另一個健康地出生，或是兩個一起出生賭一個機會，在不得已的情況下，醫生的立場是讓有最大機會存活的胎兒有健康出生的機會，但對於一個母親，不管是哪個小孩都是心頭上的一塊肉，同樣無法割捨，這時醫生能做的也只是給母親各種情況的分析，最終決定權依然在她家人手上。

曾經看過一位母親，也是多次人工流產，經過人工受孕之後才懷了雙胞胎，但在二十三週時發生子宮頸閉鎖不全[1]，有一個嬰兒可能必須出來，這時有兩個選擇，放棄一個胎兒讓另一個胎兒在肚子裡繼續成長，或是必須剖腹產讓兩個胎兒都一起出生，但畢竟是二十三週早產，存活率本就不高，就算幸運存活，這樣的嬰兒要受到多少的痛苦，面對多少可能的後遺症，但又怎麼能夠狠心放棄一個已經辛辛苦苦長了二十三週的胎兒呢？更何況這又是一個非常緊急的情況，必須在短時間內做決定，這對一對滿心歡喜迎接新生命的父母多麼殘忍，而醫生能做的只是給予分析和適時的建議，因為最後結果的好壞真的是沒有任何人可以預測得到。

醫學倫理之所以會引起越來越多的討論，有一個原因我

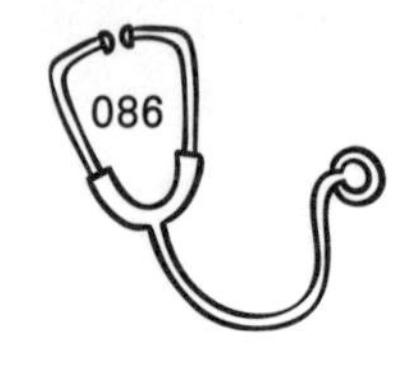

想是因為醫學倫理一直都沒有絕對的對與錯，在不同立場會有不同想法，每一個決定的結果，其好與壞也無法輕易論斷，也因此大家越來越重視這一領域，衍生的討論也越來越多、越來越廣泛。但一直以來醫生可以做的，是認真學習自己的專業，運用專業協助病人做出最符合自己期望的決定，並保有同理心，讓病人感到信任。

---

[1] 子宮頸閉鎖不全：指子宮頸在子宮沒有收縮的情況下發生擴張，容易導致提早破水、早產。

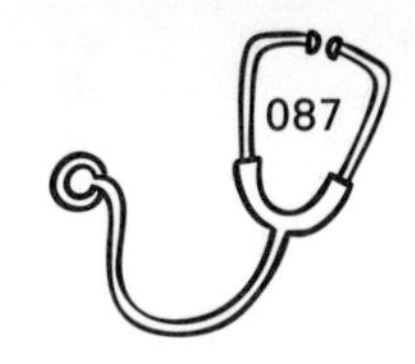

08

十年

林昱廷

一轉眼，當初滿臉生澀的我們已漸漸習慣醫院的步調，融入緊湊的生活。經過一個半月的學習，也開始熟悉病史詢問、理學檢查等等入門功夫，了解病人的狀況後，念茲在茲的，就是如何把病人治療好，讓他們順利回家，回到往常的生活。

我以為這樣就夠了。

這天，來到了心臟內科，懷抱著一點點興奮心情，混雜著些許不安，準備迎接新的開始。下午兩點鐘，我才第一次見到老師，他有一張不符年齡的娃娃臉，步伐不大但走得很急、很快，斜背一個棕色的舊背包，顯然與我想像中那種滿

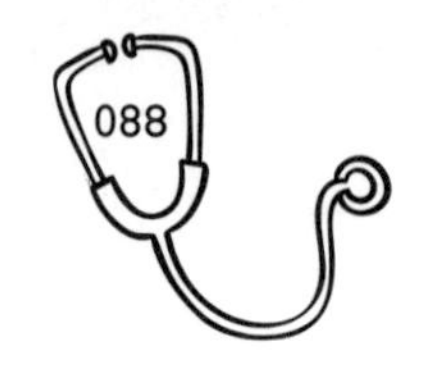

頭白髮、步履沉重的心內醫師不太一樣。「學弟，我們要查房囉！剛開始來到新的course，我先帶你們認識病人，晚點再分配給你們primary care。」他語調輕快，講得很急，帶著住院醫師和兩個怯生生的clerk簡單閱覽完病歷後，開始今天的查房行程。

他是一個年近六十的病患，有著黝黑的皮膚，體型微壯，看似健康卻已一身是病，心臟衰竭、腎衰竭和心肌梗塞他一項不缺，因為近期發生中風而不省人事地躺在綠色的病床上，四肢還不時抽搐。若是我記得的沒錯，剛剛老師似乎提到他已經簽署了DNR，或者更正確地說，家屬已經幫他簽了。

「醫生啊！這樣有沒有辦法再醒過來？」我猜想這應該是他的妻子，語氣很平靜，旁邊坐著他們的女兒，一言不發。

「這個哦……我們還是要做進一步的檢查看他有沒有傷到腦啦！能不能醒來還很難說。」

「這樣哦……那……不然再看看好了。」她的語氣依舊平靜。

「好，那我們先離開了，你們好好休息。」

✚

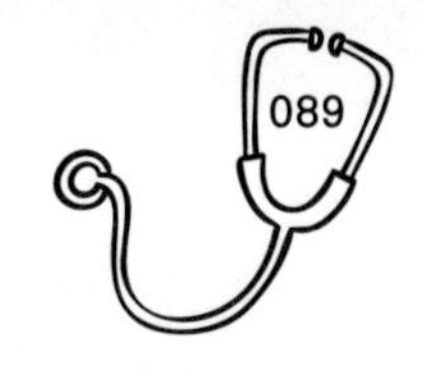

看到家屬關心病患的神情，我開始好奇那份DNR是怎麼來的，是不希望讓他再受苦了嗎？還是病人已經救不回來了呢？

老師依然以快速的步調繼續查房，一面提示我們該注意的重點，手上的筆不停抄下教學的重點，心中耿耿於懷的還是那個病人的情況。等到一個小時的查房過後，老師也準備去忙其他的事情了。

「應該沒有其他的問題了吧？」老師依舊語調輕快。

「老師，不好意思，我想再多問一個問題，剛剛那床的病患，是因為已經救不回來了嗎？我看家屬好像還是很關心病情耶！那他們當初怎麼會簽署這份DNR？」

「欸……你們先去看看他的過去病史，我現在還有事，明天下午我再和你們討論。」

「老師，那我們的primary care……」

「你們就選一個自己喜歡的case吧！」語畢，老師又踏上他一貫急促的腳步，匆匆忙忙地從走廊另一端離開了。

雖然對於剛剛那個病患有一些疑問，但我實在沒有勇氣挑戰病情這麼複雜的病人來研究，於是我選擇當一個沒有負擔的觀察者就好。

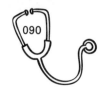

隔天一早，雖然睡意尚未完全退卻，但心中的疑問還是驅使我放棄了小睡片刻的時間，研究他過去的病歷。令我驚訝的是，原來他早在十多年前就曾中風，直到前幾天因為再度發生心肌梗塞和中風才回到醫院，可是，這和簽署DNR又有什麼關係呢？然而時間不多，還要看自己的病人、打病歷，因此也無暇再多想其中來由。

「學弟，我們要去查房囉！」下午2點半，又到了查房時候，這次一定要問個清楚。

於是，我們又來到了那間病房，床邊空蕩蕩的，家屬不在，但他依舊躺在床上，看起來沒有昨天那樣躁動。趁這個機會，把昨天的疑問問清楚。

「老師，我昨天去看了他的病史，好像十幾年前有中風過，但這個跟DNR有什麼關係嗎？」擔心隔牆有耳，我刻意將音量壓低，足夠讓周遭的人聽到就好。

「你覺得中風的病人會有什麼表現？」果然是內科醫師，劈頭就是俐落的提問。

我一時語塞：「欸……」同時試圖從腦海中翻出過去念書所殘留的記憶。

✚

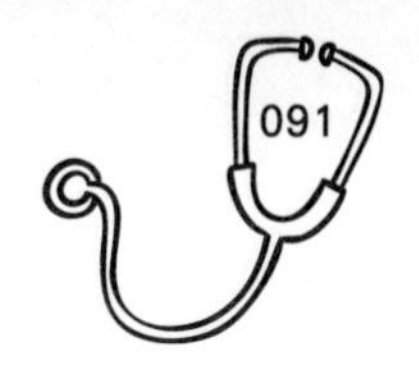

「他有可能半邊癱瘓啊！」我沒有什麼機會思考，老師很快給了答案。

「這個病患哦，之前中風過後就一直讓家人照顧，到現在算一算也有十幾年了，他們家其實經濟一直都不太好，再加上照顧他更是一個負擔，家屬早就不想救了。我們其實還是有能力救他，讓他活下去啊！可是家屬不要，我們也沒有辦法。」我還一時反應不過來，老師又接著說：「其實我們這裡有時候都會遇到這種情況，治療的能力我們都有，要做更積極的治療也都沒問題，可是常常就是家屬不願意，無論是不想再讓病患受苦，還是像這個情況一樣，家屬不願意救，即使我們有再多武器，也都派不上用場。」老師說完，我們沉默無語，離開病房再一一查看其他病人的狀況。

隔天，我們又遇到了病患的妻子，女兒依然坐在旁邊，頭低低的，一語不發。

老師簡單解釋完病情後，接著說：「根據檢查的結果，他再醒來的機會可能不高了，我們還是會幫他治療症狀，直到他可以出院為止，只是，照顧上會比較辛苦。」

「醫生，他還有希望嗎？」

「情況大概就是我剛才和你講的那樣子。」

✚

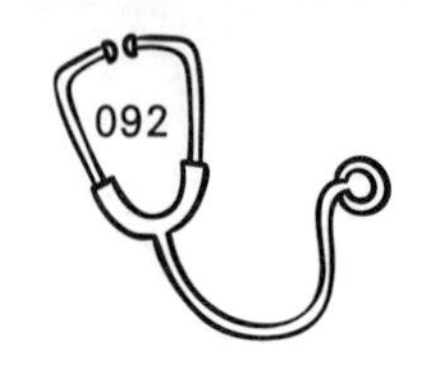

「如果不會醒，你可不可以就讓他走了。」她似乎在期待有正面的回答。

老師急忙說：「不行啦！我們醫生不能做這種事，頂多不幫他急救而已。」

「是啦！我知道，如果有希望的話，還是希望醫師你救一下啦！」

一旁的我聽著，發覺家屬的說詞前後不太一致，而老師沒有當場戳破，反而靜靜讓她抒發，我想，現實與情感的拉鋸，也許就正在她的心裡，無情地折磨著她。

過了幾天後，病患的心和腎的功能在支持性的治療下開始好轉，於是我隨著住院醫師一起去和家屬解釋病情。

「阿姨，他的病情有比較好哦！再照顧一陣子就可以出院了。」

「哦，這樣啊……」空氣凝滯著。「好……謝謝醫師。」她的語氣依舊平靜，眼神中不帶半分喜悅，說完，轉過頭便陷入一陣沉思。

回到討論室後，手邊的書暫時還念不下，回想起當時那位家屬的反應，她是不是在想著為什麼我們要把他救回來

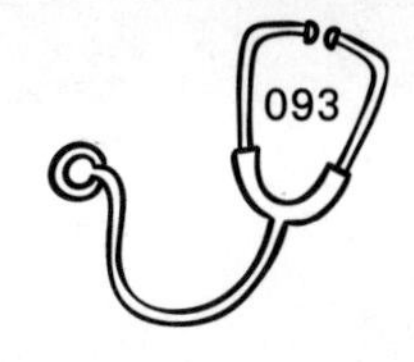

呢？她的沉默會不會是無言的抗議，抗議醫療人員沒有順從她的意願，或是抗議老天爺不公平的對待。一旦出院後，等待著她的，又是下一個十年，一個煎熬、矛盾、滿腹辛酸的十年。

醫學小學堂

病史詢問	詢問項目包括基本資料、主訴、現在病史、過去病史、家族史、藥物史等，而不同科別的病史詢問略有不同。
理學檢查	基本的身體檢查，包括生命徵象（心跳、血壓、呼吸次數等）、各個器官與系統的視診、觸診、叩診、聽診等等。理學檢查的能力是醫師很重要的技能，可以幫助疾病的診斷。
course	課程的意思，而實習醫學生的每一個「course」會到不同的科別學習。
primary care	主治醫師會從自己的住院病患中，替每位實習醫學生分配一到數位「主要照顧的病人」（primary care），學生要詳細理解其病情並參與診治。
心臟衰竭	當心臟因為各種原因而無法提供足夠的血液給身體時，就稱為「心臟衰竭」。許多疾病都會導致心臟衰竭，如心肌梗塞、心律不整、高血壓等。
腎衰竭	當腎臟功能異常，無法將身體的廢物與多餘水分排除時，就稱為「腎衰竭」。腎衰竭可分為急性

和慢性，一般急性腎衰竭及時給予治療是可能恢復的，但慢性腎衰竭的腎臟功能則已無法恢復正常，只能延緩惡化的速度。

心肌梗塞 ｜ 當供應氧氣與養分給心肌的冠狀動脈發生阻塞，就稱為「心肌梗塞」，此時心肌可能因缺氧而壞死。

DNR ｜ Do Not Resuscitate，「拒絕心肺復甦術」的縮寫，表示當病患病程已至末期，面臨瀕死、臨終、或無生命徵象的情況時，不施行心肺復甦術。DNR的簽署不代表拒絕治療，只是採用比較緩和的醫療方式，而不是放棄所有治療。

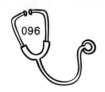

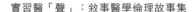

迴響 Sound Board

張介禹

醫院裡有越來越多簽署DNR的病人，代表少一點痛苦、多一點品質的生活觀念越來越廣為大眾接受。其實所謂有品質的生活，不僅僅是針對病人，也遍及病人周遭的親友家屬。

在習醫前曾經聽過「久病床前無孝子」這句古話，當下是似懂非懂，結果在醫院裡體會到了。在一個天氣很好的午後，一位老太太帶著老先生來看病。從頭到尾叨叨絮絮地敘說老先生近日的狀況，有什麼新的症狀、哪裡還有不舒服，而且不讓老先生有替自己解釋的機會，就連主治醫師也是趁著老太太說話換氣的時候，趕緊打斷並且問及老先生自己的感受與想法。原來老太太是老先生主要的長期照顧者，打理老先生大大小小的生活瑣事。原本一心是為了老先生好，但是長期照顧的壓力也讓老太太心力交瘁。焦慮的情緒讓本來報告的病況，還多加了很多責難及抱怨。講完後，老太太也

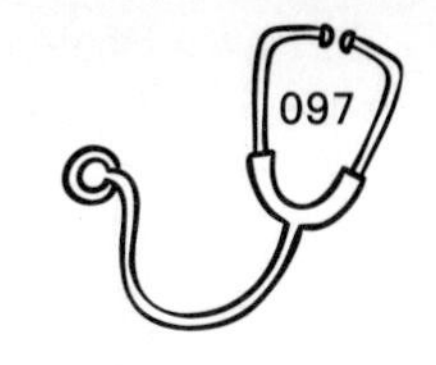

驚覺自己方才的表現，連忙道歉，很不好意思地說道最近她自己也生病了，剛剛才看過樓上的某某醫師的門診。這樣的場景讓我難過許久。生病的人自己已經遭受了生理與心理上的痛苦，家人何嘗不也是跟著受苦呢？而看到家人因自己而受苦，肯定心理上是苦上加苦了。面對老太太的情緒宣洩，老先生並沒有多說什麼，就低著頭默默地聽著。

現代社會裡以小家庭的組成居多，照顧家庭成員的重擔往往就落在單一成員身上。這樣不得喘息的生活，的確是會把愛與耐心磨光。儘管如此，大部分身負如此沉重照護責任的家人，仍是選擇繼續守候他／她的家人。

在看到同學這篇文章之後，心中很有感觸，這位太太對先生儘管有再多、再深的愛，最後仍然是被這令人窒息的重擔壓著，她絕對不是壞心地想要置他於死地，只是她的生活壓力對她來講太重了、太久了，讓她失去信心及希望。

我能夠理解家屬簽署了DNR的決定。倘若在現代醫學所能達到的範圍之內，他的病況真的不可能好轉了，讓他能夠更有尊嚴地走完人生的最後一哩路，也讓他的家人能夠把愛深埋心中，帶著勇氣與希望繼續過下一段人生，應該會是最好的選擇。我相信病人自己應該也是會以愛家人的心為出發點。

✚

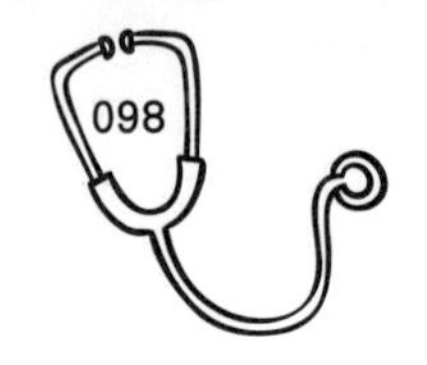

當然，病人可能在這次住院後順利出院，繼續回到家中接受家人的照顧。醫療人員的責任除了在醫療照顧上，我們也應該能夠辨識病人以及家人會遇到的困難，並且幫他們找尋社工師、心理師，以及長期照護等等多方面的協助。

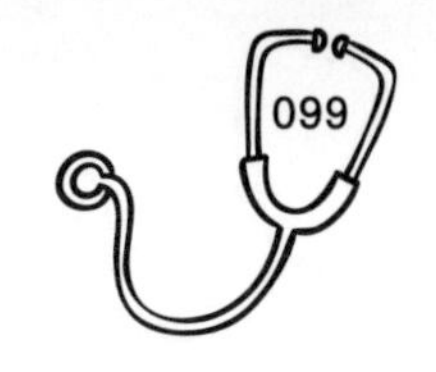

09

說不出口的事實

戴肇廷

說與不說，告知與不被告知，在醫院中一直是個令人頭疼的問題。道德和義務中彷彿隔著一道透明的牆，而那面牆的確切邊界總讓人無法捉摸。在婦產科中，我見到了真實而讓人無限省思的一幕。

那是個溫暖的早晨，為了趕在8點半跟診的我，起了個大早，就怕遲到。吃了水果當作早餐後，騎車上路，耀眼的陽光灑在臉上、微熱的風徐徐吹在身上，有什麼能比這樣更幸福呢？做自己喜歡的職業，每日接受醫學知識的洗禮，朝著自己的目標前進，對我而言這種生活再美好不過了。而我完全想不到，自己將面臨一個殘酷的事實、一個從未遇過的情

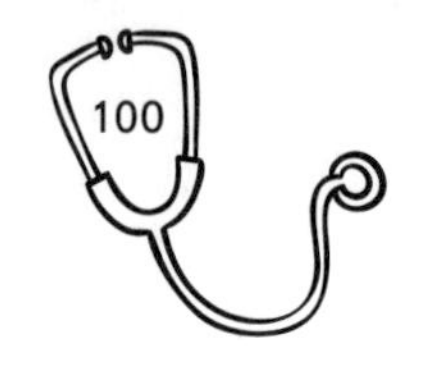

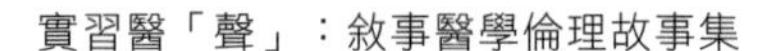

況，這殘酷的事實讓我上了一堂最寶貴的課。

一位年約六十多歲的老婦人坐在輪椅上，由丈夫推著輪椅從診間門口進來。她是從其他醫院轉診來的病人，在三個多月前，到其他醫院看診時最初的主訴是持續性的小便疼痛以及血尿。聽到這裡，我這半調子的醫學生的第一個想法是應該去看泌尿科醫師，果不出我所料，她的確看過三次泌尿科。但是在做過膀胱鏡檢查、尿液檢查後，也吃了三個禮拜的抗生素，血尿問題依然存在。最後做電腦斷層以及超音波後，經泌尿科醫師的建議，來到了老師的門診。當老師打開這位老婦人的病歷時，我看見其他醫師所做的初步診斷，病歷上寫著：Suspected endometrialcarcinoma（懷疑子宮內膜癌）。

看到這對老夫妻的第一印象，讓我充滿了感動及羨慕。感動，是因為看到了真正的白頭偕老，即使年老且坐著輪椅也是不離不棄。羨慕，是因為希望自己和未來的另一半也能擁有這樣的幸福。

老師在初步簡單的問診後，便安排了陰道內診。在護理師學姐協助老婦人準備好內診姿勢後，我和老師走進了內診室，第一眼就讓我感到驚嚇，因為連我這樣的醫學生也可以一眼看出她的陰道有嚴重的出血。這時我看到老師皺緊的眉

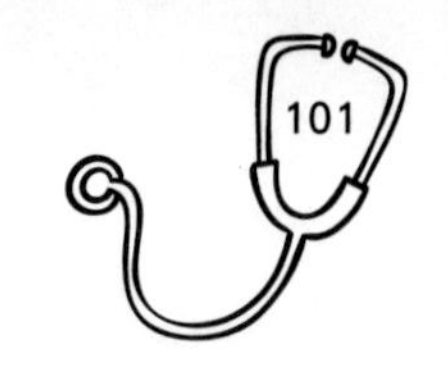

頭，彷彿心中已有令人不安的答案。當鴨嘴撐開老婦人的陰道時，忽然一陣如水龍頭沒關緊似的血水流了出來，而且血量非常多，頓時間整個內診椅下佈滿了一灘血水。當下的我整個愣住，因為第一次見到如此大量的陰道出血，原本讀過的醫學知識，瞬間消失得無影無蹤，取而代之是腦海中的一片空白。

忽然間，我聽見老師沉著的聲音説道：「這個等一下馬上收住院。」接著只見老師很仔細觀察老婦人的陰道，然後戴上手套，開始指診。當老師一摸便轉頭對我說：「這不是endometrial cancer，這是cervical cancer，而且至少stage 4A。」當下我不知要做出什麼反應，而腦海中卻想到在內診室外等待她的丈夫，要怎麼接受這樣的事實。

「去戴手套。」老師小聲低沉的聲音打住了我還沒回過神的思緒。我匆忙戴上手套，接著老師示意我學習內診。原本一向不怕血的我，頓時間內心充滿了緊張與不安，因為老婦人的陰道還在不斷流血，血流不止地滴在地上，宛如時鐘上的秒針，不時提醒我時間不多了。我硬著頭皮，伸了一根指頭進去，當下感受到了溫暖的血液以及組織，包圍了我的手指。

「上下左右摸一下。」老師在旁指導，而我照做時感受

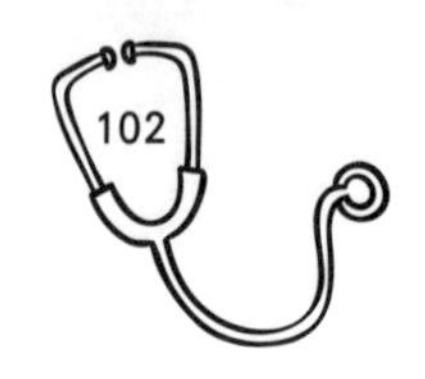

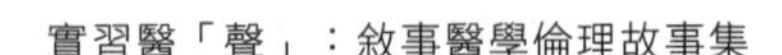

到整個陰道壁上全是猶如石頭般硬的組織，完全沒有彈性可言。

「只有cervical cancer才會這樣，從中間開始侵犯，往上侵犯到子宮內膜，往下侵犯到陰道。這個錯不了，一定是cervical cancer。」老師用堅定的語氣小聲地對我說。

「那你覺得這是第幾期？」我馬上翻閱腦袋中所記得的子宮頸癌分期，想到侵犯到陰道下三分之一，且擴散到直腸後的分期。

「第四期，應該4A。」我說。老師點點頭，並開始跟老婦人說明她需要做一些檢體採樣，好方便做更詳盡的檢查。

老師用小刨刀刮除一些陰道壁上的組織，頓時，原本已在流血的陰道排出的血量變得更多。

「紗布快來，等一下直接收上去住院。」這時我偷偷轉頭看了老婦人一眼，只見她緊閉雙眼，露出痛苦的表情，此時我腦海中又浮現她和丈夫一起進入診間的畫面，心情又更加複雜了。

結束內診後，我們走出內診室，老師開始對老先生解釋病情。「她這個很嚴重喔，等一下給她安排住院，我們要再檢查。」老師用臺語說。

✚

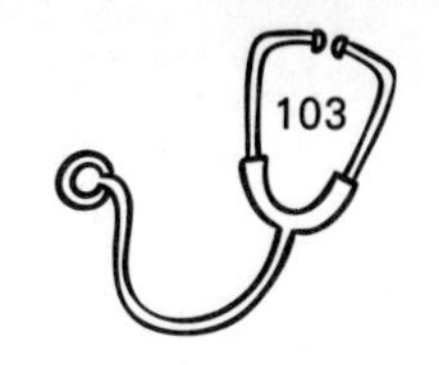

「阿這樣有要緊嗎？」老先生緊張地問。

「我要做更多檢查才能確定。」老師說。

「阿這是發炎嗎？」老先生用疑惑的臺語說。

「不止發炎而已，這是癌症。」老師說完，便把目光轉回電腦上，開始打醫囑。

我想或許老師也不想跟老先生有太多眼神接觸，因為在這種情況下，心情不被影響真的很困難。我看著老先生眼神呆滯地望著老師，彷彿剛從一場夢中驚醒，還驚魂未定。那當下我同樣也不敢跟老先生有太多眼神交流，因為我怕自己陷入深淵無底的情緒當中。我趕緊走回內診室，幫忙學姐把老太太扶上輪椅，過程中，老太太一直跟我們說不好意思，因為她的行動不便。我笑笑直說沒事，但心裡卻希望，這一切真的可以沒事。

回到診間，只見老先生無神地看著她。在他的眼神中，我似乎看見了年輕時他們的山盟海誓，誓言不離不棄，還有他們一起經歷過的點點滴滴，如跑馬燈般，一幕幕從他眼前閃過。我試著不帶入太多情緒，因為我了解作為醫療人員，放入太多感情只會讓自己陷入各種情緒的波折。再者，以後還會遇到更多類似的病患，如果連一次情緒都控制不好，要怎麼面對更多相同情況，甚至是狀況更糟的病人呢？雖然我懂這些道理，但不禁還是感到一陣鼻酸，我告訴自己就當作是第一次吧，容許自己放這麼一次感情在他們身上，也是上了一堂課，學習如何面對這樣的病人以及類似的處境。

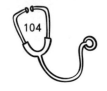

隔天早上，整理好心情後，鼓起勇氣，我走到老太太的病房探望她。她一人躺在病床上，望著天花板。

「請問是張阿姨嗎？」我向她介紹我自己，徵得她同意後開始做病史詢問。從談中可發現她的教育程度並沒有太高，但也是在意料之中，因為這樣年紀的人很多都只有小學畢業。從言談中，我覺得她是一位和藹可親的老人家，也十分天真。除了我問問題外，她也反問了不少關於我的問題，例如我們幾年級，什麼時候可以選科等等。

「那個泌尿科醫師實在是很憨慢，一直跟我說是尿道發炎，結果變成現在這樣。」老太太帶著責備語氣和我抱怨。

我微微笑，不多做評論，只聽她發洩，因為我相信沒有一位醫療人員會不為病患著想，但礙於現在的醫療體制，還有種種相關因素，沒有在當下做出最正確的診斷，也不必然全是醫師的錯。況且許多婦女常因泌尿道感染造成頻尿與解尿疼痛，這大概是在診間最常見到的疾病了，泌尿科醫師當

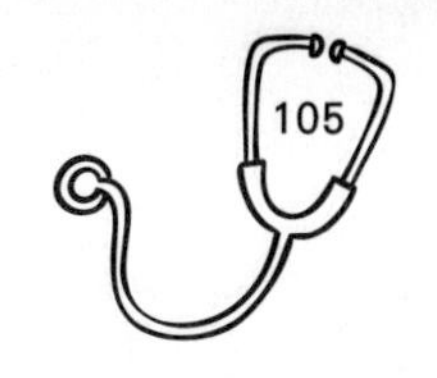

初所下的尿道感染診斷也不是沒有道理。誰會想到看似簡單的解尿疼痛，竟然其實是子宮頸癌的轉移呢？

最後聊天結束後，轉身準備離開前，老太太忽然叫住我，「阿這個會好嗎？」她用臺語說。

我瞬間不知道怎麼回答，腦袋空白了三秒後，我裝作鎮定地說：「我還只是個學生，等等下午老師查房的時候，我們再把問題請教他一次，讓他來跟你解釋比較好。」她點點頭，我勉強擠出了微笑，快步離開病房。

回討論室途中，我想過了千百萬種嘗試跟她說明的方法，仍想不到要怎麼跟她說這已經是子宮頸癌末期，平均病人五年存活率不到五成的事實呢？也好險自己現在還是個醫學生，沒有資格可以告訴病人這類的數據，但也讓我開始思考，等到哪天我成為醫師後，要用什麼樣的心態，什麼樣的方法，來和病人說明關於他的生命已經到了盡頭的事實呢？

下午和老師來到病房查房，只見老師不斷開醫囑給住院醫師學長，然後在老太太面前討論下一步的化療方式，就在要離開老太太病床之前，她問了老師：「我這會好嗎？」

只見老師用平淡的口氣說：「你這無法開刀，我們就先化療看看，化療過後你就可以回家了，然後記得要定期回來

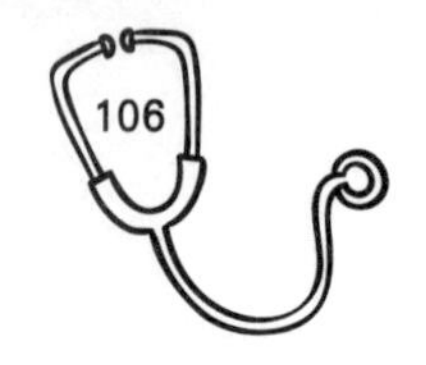

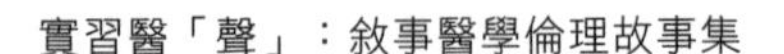

打化療，之後怎樣我們再決定。」說完老師便轉頭，匆忙到下一床。我們也跟緊老師的腳步。在離開前我不忘回頭，對老太太微笑，然而心中卻是百般不捨，因為我不知道，下次是不是還能安然地在醫院遇見她呢？

說與不說，告知與不告知，究竟要怎樣拿捏，我還沒有一個完美的答案。又或許其實根本沒有所謂的標準答案吧？在未來的行醫路上，還有很多需要我學習的地方，有些事情可能沒有親身體會，也得不到真正的解答吧。

晚間下班後騎車回家，經過喧鬧的街區，看見匆忙下班的人們，吵雜的車聲不斷在我耳邊旋繞，而我的腦海中卻又浮現老太太和她先生，蹣跚來到診間的畫面。

✚

醫學小學堂

主訴	病患自述此次來求診或住院最主要的問題，通常是一個症狀，並包含持續的時間。
血尿	血尿可分為肉眼可見的血尿，以及顯微性血尿。肉眼可見的血尿表示尿液外觀看起來是紅色的，有時可能是受食物、藥物、或陰道出血等影響；顯微性血尿則表示在顯微鏡觀察下，在尿液中確實看到一定數目的紅血球。
子宮內膜癌	endometrial cancer，源自於子宮內膜的惡性腫瘤，好發於停經後的女性，異常的陰道出血是很常見的症狀。其危險因子包括：肥胖、未生育、初經早、停經晚等。
cervical cancer, stage IVA	子宮頸癌，末期。根據國際婦產科聯盟的分期，子宮頸癌可以分為I、II、III、IV期（羅馬數字1-4），每一期又可用A、B，1、2再細分。IVA期表示腫瘤侵襲子宮鄰近器官，例如膀胱或直腸；但若轉移到超過骨盆腔之外的遠端器官，例如肝臟、肺臟，則為IVB期。

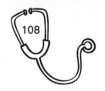

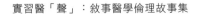

迴響 Sound Board

陳宣仁

肇廷的這篇故事，敘述了他在婦產科見習時遇到的一個女病患以及她該次就診、住院的一些場景，敘述十分清楚、劇情相當緊湊，在場景的轉換上也很流暢，讓讀者有身歷其境之感，而且文章的最後留給讀者無限的想像空間、給人餘韻不絕之感。不過個人覺得文章中有一個部分或許可以略作調整，那就是前兩段的鋪陳似乎有些太早透露故事的伏筆，還沒有進入故事主線就先把自己事後的感想說了出來，這樣讀者可能會對接下來的故事有了先入為主的想法，對於接下來劇情的期待感就相對減少一些！

肇廷的故事情節引發我一定程度的共鳴，因為我現在恰好在婦產科實習，而前一course也在腫瘤外科，婦產科的癌症和病人其實我並不陌生，所以也能有感同身受的心境。不論是何種癌症，病人和家屬甚至是醫護人員們最關心的莫過於癌症的治療和預後。平常在學校看著教科書或共筆上關於

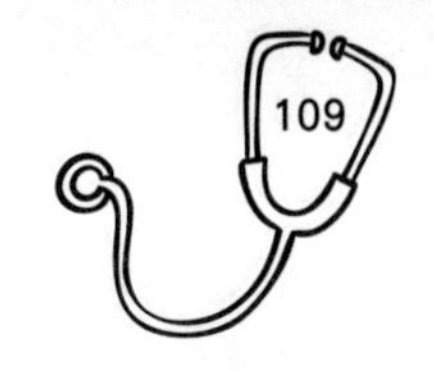

癌症一些密密麻麻的數據或圖表，心裡可能沒有什麼特殊的感覺，單純就醫學上的知識加以背誦記憶而已，然而在醫院裡面對的是一個個血淋淋的事實，五年存活率是多少就是多少，差一個stage可能就是生與死的分別，尤其是末期癌症的病人，在他們眼前是令人絕望的預後，當時內心是多麼煎熬和難過，這些恐怕都不是旁人所能體會的。

對於一位醫生而言，能夠準確診斷病人的疾病固然很重要，可是要親口解釋給病人和其家屬也需要非常大的勇氣與智慧，肇廷的故事中那對老夫妻就是一個最佳案例。俗話說「年少夫妻老來伴」，夫妻之間的感情，有時可能比和自己有血緣關係的父母或子女的情感還深厚且久遠，如臺語的「牽手」便是描寫攜手走長路的夫妻而衍生的詞彙。在一對白頭偕老的夫婦面前，卻要宣告其中一位可能將不久於人世、伴侶很快就要天人永隔，對當事人來說是何等晴天霹靂，反觀我們醫護人員的角色就變得何其殘酷，說得誇大些，讓病人和家屬接下來的人生由彩色變黑白，可能就取決於我們解釋和溝通的一瞬間。可是這就是我們的工作和職責所在，是我們不可逃避也不能逃避的現實。我們經常被要求要有醫德、對待病人和家屬時態度要謙卑、委婉、必須要符合醫學倫理，但是不要忘了平時我們自己可能也是這麼要求為我們

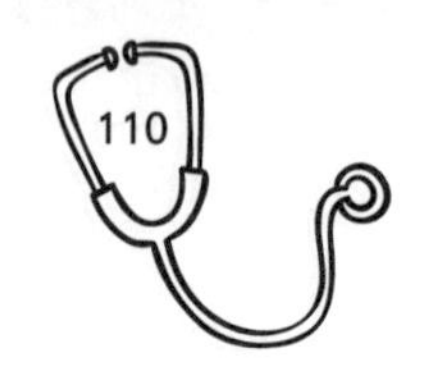

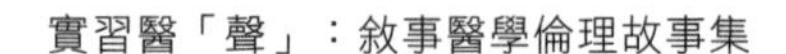

治病的醫護人員。今天發生在病人身上的事，說不定明天就發生在我們的親人、朋友甚至是自己身上，那樣的事情就現實面來說其實離我們很近，畢竟當我們成為病人或家屬時總是希望聽到好消息，最好不要有壞消息。想到這點我不禁心有戚戚，醫生在病房、診間甚至手術室的一言一行實在必須要小心謹慎，因為怕病人或家屬打擊太大而說謊欺瞞固然不可取，而太過直白的病情宣告，有時又顯得太過冷漠、不懂人情世故，醫病溝通時適當的言行取捨，我想是我們成為醫師路上的必修課題吧！

其實一位醫生不只要面對病人和家屬，還要考慮他們背後複雜的人際關係和家庭背景，不光是找到病因並治療就好了。有時候我們被告誡不可以藉由職務之便，與病人和家屬太過親密、或者發展出工作以外的關係。可是要真正治療好一位病人便要從他的日常和情感了解起，適度了解病人是很重要的。雖然離成為一位獨當一面的醫生，我還有數年甚至數十年要學習、精進，但希望在實習階段，我能夠慢慢找到適當的醫病互動模式，未來在生理、心理、社會上都能實質幫助到病人與他們的家屬。

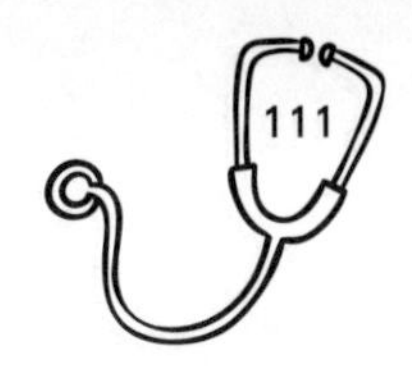

10

面容

高士淵

進入醫院學習的前幾個月，除了因為知識不足而飽受醫院師長教學的轟炸，再來就是面對一個個有著自己的故事、此時正與病魔搏鬥、和死神拔河的人們。剛進第一個科別見習，就遇到了大學老師住進加護病房，轉出後不久就平靜地走了。而後在血液腫瘤科門診，遇見一位獨力照顧失明母親多年的病人，他在診間崩潰痛哭，堅持說要辦理器捐。每當看到這些面容，他們的情緒像水滴般沁入我的心中，原先平靜的心情也被這些水滴激起層層的漣漪，有時彷彿自己就是那張面容，疼痛、糾結、困惑……好像也在我身上重演著。與病患間的溝通是種藝術，也是種救贖，畢竟我們所看見的，是一個個獨特神聖不可隨意侵犯的「面容」，救贖的或許不僅僅是病人，也包括身陷在情境中的每個人吧。

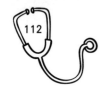

「醫師你看我全身皮膚黃黃的，這是什麼造成的？」眼神充滿不安、疑惑，以略帶疲憊的嗓音問著，語氣透露既想早點獲得解答，卻又怕結果並不是自己所希望的複雜情緒，這是我和小紋的第一次會面。

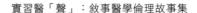

小紋有著黝黑的皮膚，但仍可以看到令人印象深刻的典型全身黃疸症狀。她的先生總是陪伴在旁，雖然總是帶著嚴肅的表情，但在交談中慢慢能感受到他對老婆的體貼，嚴肅的神情之下其實有一顆溫柔的心。

「請你眼睛往上看，接下來要幫你做一下腹部的檢查。」

「你這個黃疸以及常常會感到疲累的狀況，大約是什麼時候發生的？」

「大概是在生完小孩後，帶小孩開始會比較疲累，一開始我也不以為意，直到後來，吃了中藥後出現黃疸症狀才來醫院。」

在問診中，事情的經過也慢慢被梳理出來，小紋約於一年前剛生完第一胎，接著沒過多久發生經期不順的情況，這時她先去看中醫，拿了些調整經期的中藥，沒想到後來發現

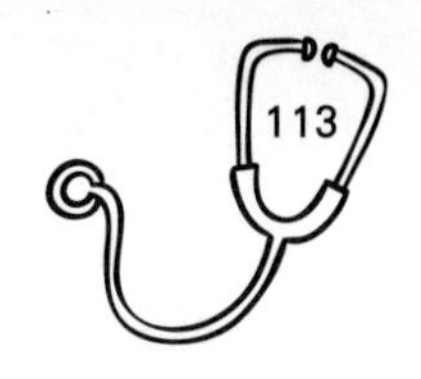

皮膚越來越黃，才在家人的建議下就醫。

老師查完房後，要我與學長討論小紋發生黃疸症狀的可能原因，小紋自己覺得可能是吃了中藥才導致這個狀況，而她與丈夫似乎想早點出院，滿心希望可以早點檢查出結果。我和學長做完理學檢查討論後，覺得可能是藥物引起的自體免疫相關疾病。之後的幾次問診，小紋總是詢問可能的原因，看著她渴望聽到一個確切答案的眼神，總讓我深感無力。不僅因為自己知識上的不足，更主要是來自沒辦法解除她的疑問的愧疚感。真希望能早點找到原因改善她的症狀！

因為要做進一步影像上的確認，所以小紋也安排了超音波檢查。隔天我正好去看老師做肝臟超音波，前幾個病人都是做定期的追蹤。看著老師熟練地操作、仔細地掃描病人的腹部，時不時和我閒聊著。幾位病人都沒有發現什麼異常，老師愉快地告知他們沒發現異常的好消息，並叮嚀著他們。終於輪到小紋檢查了。

「昨天的身體狀況都還好，睡得也還ok嗎？」

老師親切地問問她的狀況。掃著掃著臉色閃過一點異樣，從螢幕上看到肝臟出現了一大片疑似腫瘤的影像，診間的氣氛在這一瞬間彷彿凍結了，我腦中浮現的念頭是：怎麼

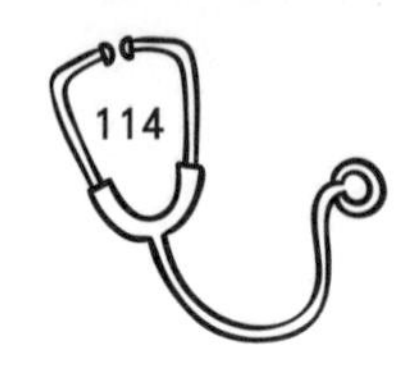

會發生這種事？！

檢查結束後，老師對病人解釋說這可能是腫瘤，接下來需要做其他檢查來確認，而後續的處置還必須看其他的檢查再做決定，老師還畫了張圖來解釋可能侵犯到的部位。小紋的丈夫可能是擔心她空腹太久了，聽完後就詢問老師能否帶太太先去用餐，看似對於這個可能的診斷並不怎麼在意，又或許這樣的結果對任何人來說都實在是太突然了。

在他們都離開檢查室之後，我和老師對望著，老師應該可以很明顯地看到我眼中的那種挫折感以及複雜的情緒。老師接著嘆了一口氣說道：「疾病有時候來得太突然了，看到他們的這種遭遇，讓人為他們感到遺憾和可憐，也正因為如此，面對病人應該要更加謙卑與細心，像是這位病人才二十九歲，就我的經驗來看有可能是癌症末期了，我們要幫她找到解決的方法。」

我心中迸出一連串的想法：原本以為只是中藥的因素而來到醫院，卻接到有可能是癌症的噩耗，而且小孩才剛出生不滿一歲，如果是我可能無法接受這樣的事實，不知道他們要怎麼度過這個難關啊！

後來電腦斷層攝影報告出來，確定應該是膽管癌。在

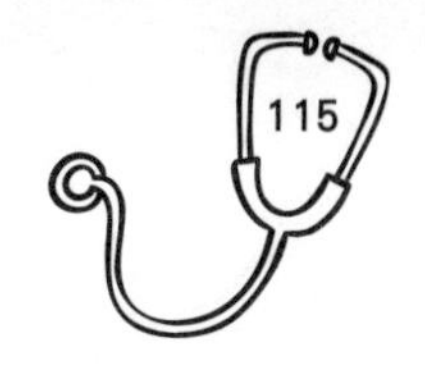

得知這個消息後的幾天，問診時我主要都是詢問症狀是否獲得緩解，另一方面則是避開直接談論癌症方面的問題。幸運的是，她的疲累、黃疸等症狀也慢慢有些微改善，但是癌症部分可能就由老師親自告知。問診完時，她的丈夫問道，因為他們之前都還沒有拍婚紗，原本打算補拍，結果攝影師說黃疸太嚴重而無法拍攝，他希望我能轉告老師，是否有辦法解除黃疸，並且讓他們週末請個假去拍照。聽到這個請求，我內心超難受，因為我認為機會其實不是很大，但還是揪著心，平靜地說我會代為轉達。最後，他們還是都待在醫院，打消了拍照的念頭。想要完成人生中的大事，卻突然遭遇這樣的變數而只能暫緩。然而，還只是實習醫學生的我，根本幫不上忙，一股無力感湧上心頭。而且，看了她腫瘤大小的檢查報告後，查了一些後續的治療，感覺都不太樂觀，讓人更加苦惱。

所幸週末老師來到醫院與他們討論，並解釋病情及後續治療，他們也接受了這個事實，現在就等照會其他科做最後的討論了。某天老師在查房前，突然又拋出一個問題給我：「如果你和這位病人一樣得知自己得到了癌症，你會選擇怎樣的處理方式呢？」

「我可能就選擇安寧照護。」我像是照著教科書唸。

✚

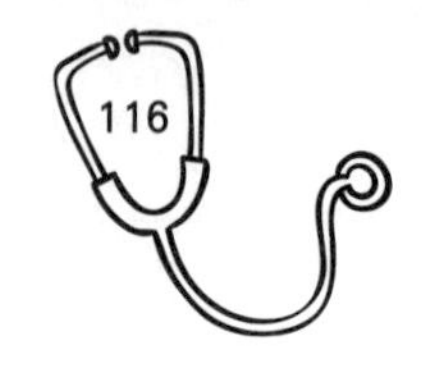

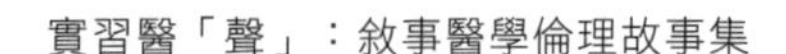

老師說道，安寧照護也是種方式，並提醒說其實還有蠻多方式的。「這問題沒有標準答案，你們的答案都沒有錯，如果是我，我會選擇盡自己所能，想做什麼事就做什麼事，過完人生的最後這一段路。」老師也分享了他自己的想法：快活地過完人生最後的時光。

而接下來，這個問題的選擇權又回到小紋手上了。我在肝膽內科的實習告一段落，當我換科別的那天，他們也出院了。而最後，他們到底選擇了什麼，我也無從得知了。

在短短幾週，不論是我還是小紋，都經歷人生中的一大轉折，她遭遇到從未預期的結果，原先以為只是單純的住院，卻發現重大的生命轉折。我則是看到從未想過的真實面容，真實到使人無法直視、使人難以承受的沉重感及無力感。對於我而言，疾病已不再是紙本上所定義的事物，它是糾纏著一個人，或是更精確地說，糾纏著一個人的人生。看著深陷在其中的每個人的面容，有些人可以幸運痊癒，而後將喜悅掛在彎彎的嘴角邊；有些人只能用深鎖的眉頭，把那些屬於自己的決定、回憶藏進鬱悶的心中，越沉越深，這些面容蘊含的情緒，複雜且難以精確描述，要介紹一項疾病反而是如此容易，就如同抽離了靈魂，冷冷冰冰敘述那些教課書上的「條文」。

✚

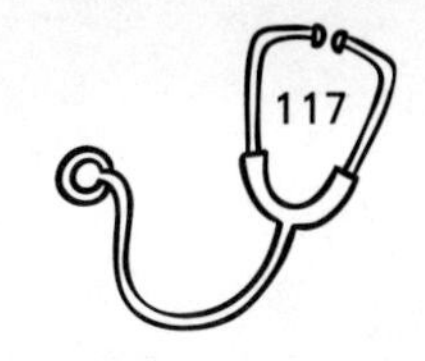

這時才恍然大悟：我們面對的並不是疾病，而是一個個活生生的「面容」，一切道理突然清晰了起來。身為醫者的使命不是單純治療疾病本身，而是透過與「面容」的對話找出癥結點、拯救一個個深陷其中的人們。

醫學小學堂

器捐	器官捐贈的簡稱。
黃疸症狀	當血液中的膽紅素太高時，人體的皮膚可能會變黃，故被稱為「黃疸」。黃疸的症狀會因為產生黃疸的原因不同而有所差異，例如肝炎引起的黃疸可能伴隨食慾不振、疲倦感。本文的小紋是因膽管癌引起的黃疸，就可能出現體重減輕或是腹痛等症狀。
膽管癌	源自於膽道細胞變異的一種惡性腫瘤。初期的膽道癌症狀不明顯，以無痛性的黃疸最常見，由於疾病被發現時大多已經是晚期，無法給予根治的手術治療，所以預後並不好。膽管癌好發的年紀大約為六十五歲以上的老年人，而文中的病人只有二十九歲，如此年輕的膽管癌患者一般較為少見。

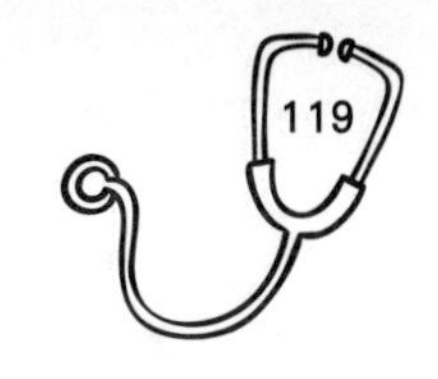

迴響 Sound Board

沈治祖

文章敘述直接，清晰易懂。無論是「我」、老師或小紋夫婦倆，在不同階段所流露的情感，以及疾病的描述、氛圍的轉變，都是那麼的真實。惟一鼓作氣的書寫方式，稍顯連篇累牘。若能適時留白及停頓，予讀者更多空間沉澱、反思，相信會引起更深刻的共鳴。這點略為可惜，但不影響作者所要傳達的主題。

文中的「我」因身分、知識以及經驗的局限，而產生的挫折與無力感，很能讓同為醫學生的我感同身受。實習這段期間，我們在每一站只有短短兩週，總會與許多面容匆匆相遇，而後不告而別。

有人會說：「有緣再相遇。」但我們都很清楚，其可能性微乎其微。也許在第二天的晨會中，便會聽到學長姐提起誰誰誰expired（死亡），而那人在腦海裡終究只是一張模糊不清的面容，只留下疼痛、糾結、困惑……

作者的意識主導著文章，引導讀者了解醫師在行醫診斷的背後，如何維護理智與情感的平衡。先不提知識與技術層面——主治醫師、住院醫師和實習醫師的經驗與知識，我們無法在短期內達成。臨床上的人性，才是我們現階段需要把握時機去學習與熟悉的，也是作者文中傳達的重要訊息。

從現實面來說，有效的溝通加上病人的信任，一定程度上能提升療程的品質與效果。然而，當醫生與病人撇開這不對等的白袍與病袍，不都同為有血有肉的人？

作者提到，與病患間的溝通是一種藝術。無論哪個領域，人與人之間的唯一橋梁是溝通。只是該怎麼拿捏尺度、甚至是深度，對於在醫院仍處於路障等級的我們來說，相當棘手。

……語氣透露既想早點獲得解答，卻又怕結果並不是自己所希望的複雜情緒，這是我和小紋的第一次會面。

既期待又怕受傷害，是許多人就診時常會產生的內心掙扎。既想獲得解答，又不希望結果不如預期。但，不論結果是什麼，終需勇敢承受。

而作者在得知了小紋患的是膽管癌後，便採取了保守不逾越的方式，繼續關心小紋。

✚

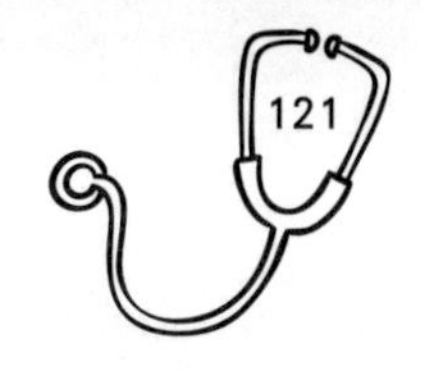

在得知這個消息後的幾天，問診時我主要都是詢問症狀是否獲得緩解，另一方面則是避開直接談論癌症方面的問題……

實習醫學生雖已披上白袍，卻仍卡在學生與專業之間，動彈不得。其壓力或許不如直接面對病人的主治醫師那般沉重，但也絕對不小——只是主治醫師多了一份聯結病人身心的責任，一失足即千古恨。

……老師愉快地告知他們沒發現異常的好消息，並叮嚀著他們。終於輪到小紋檢查了……掃著掃著臉色閃過一點異樣，從螢幕上看到肝臟出現了一大片疑似腫瘤的影像……小紋的丈夫可能是擔心小紋空腹太久了，聽完後就詢問老師能否帶太太先去用餐，看似對於這個可能的診斷似乎並不怎麼在意……

庫伯勒・羅絲在《論死亡與臨終》一書中提出「庫伯勒-羅絲模型」，也就是後來廣泛流傳、被稱作「哀傷的五個階段」：否認、憤怒、討價還價、抑鬱、接受。我想，小紋的丈夫不是不在意的。只是身體的本能、出自對妻子的愛意，遠比悲傷的宣洩來得要緊些。在小紋夫婦倆「接受」病情以前，作者亦描述了「討價還價」的過程——因黃疸而被拒補拍婚紗的心願。其他無需多說，這樣便足以令人為之惋惜、心疼。

「疾病有時候來得太突然了……」

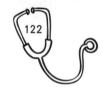

「如果你和這位病人一樣得知自己得到了癌症，你會選擇怎樣的處理方式呢？」

「如果是我，我會選擇盡自己所能，想做什麼事就做什麼事，過完人生的最後這一段路。」

是啊，計畫永遠趕不上變化。文中，老師為「我」的迷茫與困惑做出適時的回饋，卻不忘提醒：生命沒有標準答案。醫師能為病人做的，僅是延緩疾病的惡化、盡可能維護生活品質（life quality），卻無法阻止死亡的到來。

生命是遺憾的，因而更顯珍貴。兩週的見習太短。很多病人後來的消息，我們無從得知。也許未完待續，也許獲得圓滿，也許沒有結局。無論如何，都得繼續前行。

身為醫者的使命不是單純治療疾病本身，而是透過與「面容」的對話找出癥結點、拯救一個個深陷其中的人們。

希望我們能保留最初的謙卑，不厭其煩地找出治療的癥結點。與此同時，親愛的，請別陷入無限自責的泥淖。莫管生命的盡頭那端等著我們的是什麼，願我們都能安然以對。

✚

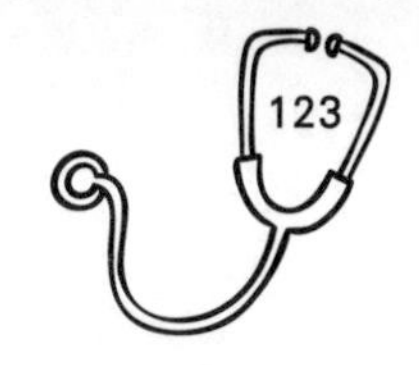

11

心辮

周姿吟

「醫師，你瞧，有這一臉黃芥末，黑眼圈再重也看不太出來，你見過黃色的熊貓不成？」儘管三千煩惱絲在看護手中拉得緊，許阿姨在這梳理她那一尾長辮子的慢速時間推移中，縱使身體仍虛弱無力、言語中夾雜著不少氣音，仍能望著鏡子，用緩慢但如那一尾髮辮，圈圈緊實般邏輯性的連貫語句與我說笑著。

「黃色的熊貓沒見過，更別說還帶尾漂亮辮子的！」回應的同時，不難發現今日的許阿姨對自己的氣色特別在意。眼前的中年婦人，五十又五，瘦弱、白鬢、帶有些微菸嗓的外省口音，讓人過目難忘的是她每日梳理整齊、緊實的一尾髮辮與簡明、風趣的言語，很難相信兩天前的她是因黃疸、腹水、發燒且低血壓昏迷的急症而從急診送進來的病人。

「我媽大概是全世界唯一臉黃成這樣還能開得出玩笑的人。」初次見面的許先生在旁話插得急，也反應了這幾天他對病情焦急等待的心情。

據許阿姨介紹，許先生是她的兒子，長期在對岸工作，但時常保持聯繫，這次一聽聞母親又再次住院便連忙趕回臺灣，但排定的會議無法更改，因此他後天又必須回去開會。看到兒子的許阿姨難怪今日精神好了些，也較多話。心裡默默替許阿姨欣慰著兒子的孝心——即便請了全天的看護，仍能放下工作匆忙趕回陪在身邊。

「實在不曉得上次胰臟腫瘤都處理好了，怎麼術後的併發症還有那麼多？」許先生皺起眉頭自語著，但他的話語也讓我困惑了……

找了個原因和許阿姨說先行離開，我回到護理站再度翻閱紙本的病歷，雖然才接觸這病人兩天，但我應該還算有進入狀況。許阿姨這次黃疸腹水不就是因為膽管癌嗎？過去許阿姨確實有一度依影像診斷為胰頭腫瘤而施行手術，但當手術開進去後，發現其位置較高處、於膽管接近十二指腸處有硬腫塊，取下後病理報告診斷為惡性膽管癌，侵犯進入了胰

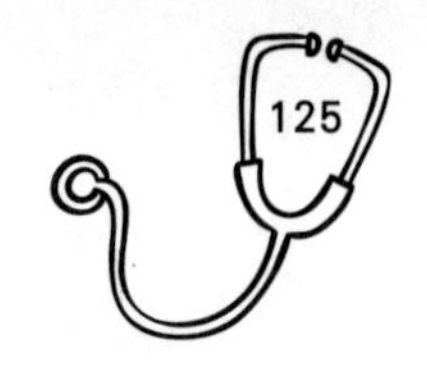

頭與十二指腸，建議可先化療但遭拒。我默默重新確認病歷資訊後，許多不解與不安在心頭縈繞，許先生是否確實知道母親的診斷是惡性的膽管癌呢？

走回病房只見許阿姨與看護而不見許先生的身影，看護説許先生下去買一些阿姨交代的日用品，這時只見許阿姨揮一揮手喚我過去。

「我沒有告訴他還有癌症，我和他説都切掉沒事了。」眼神交會的當下，許阿姨開門見山直接解答我所有的困惑。

「這不是住院就可以痊癒的小病，您兒子都不知道這樣好嗎？」

「就因為這好不了的，瞧他今天匆忙趕回來，後天趕緊回去上班，若真因為這病陪我在臺灣這樣耗下去，豈不誤了他？」許阿姨的眼神漸轉移至角落，是這般固執但卻不免閃過徬徨的神情。

「但您的病情可能在惡化，他總會知道的呀！」我的語氣稍微焦急了起來。

「平時打打電話報平安他也見不著我的人，這次是搞得要住院才不得不説人在醫院讓他回來。」許阿姨被子一拉蓋上頸，語氣仍舊平靜坦然。

✚

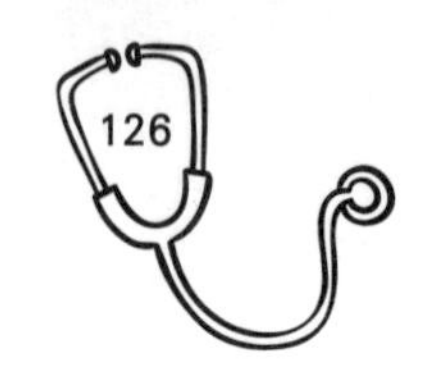

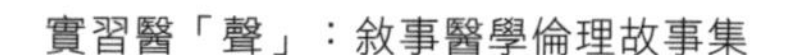

「阿姨我懂您的用心，但我相信許先生也會想知道實際情況，您是他的母親，若他知道自己沒有掌握到您的病情一定會難過的。」那是一陣酸楚，我早已分不清是因為那份母愛還是一種設身處地——如果我今天是許先生，我想知情後比起氣憤震驚，更多的是自責苦痛。

「也沒什麼需要他知道的，他知道我之前有腫瘤呀，也處理過了，這樣就好了，我也有看護可以照顧我。」許阿姨堅定的語氣讓人不容置喙，雖說沒明確要求不可告知她兒子，但從她的言語中早已告知了她對於自我病情保密的決定。

走出病房，千頭萬緒早已湧上心頭，不捨、無奈，甚至意外地有些許憤慨。在學校我們學到的兩難狀況，無不是如何婉轉告知病人病情，在不傷害的原則下避免欺瞞；然而如今情況顛倒過來，病人希望隱瞞病情的嚴重性，只盼不拖累家人。理性而論，無庸置疑該尊重「病人的自主權」與「病情保密」，但感性來說，病人選擇獨立面對隨時可能惡化的病情，拒絕家人的幫助與關心，是否對於病情的控制有害？家人事後知情是否帶給彼此更大的傷害？愛，究竟該以何種形式存在？

隔日，在探望許阿姨前，我仔細在護理站把這幾天的病

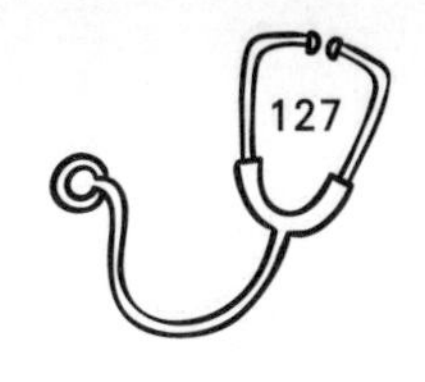

歷再完整看過一遍。

「學長，請問許阿姨的兒子昨天出現了你有遇到嗎？」聽說昨日恰巧是一同負責許阿姨的學長值班，我想對這狀況多一些了解。

「有啊，晚上去看她時他還在那。」

「他對病況有什麼想法嗎？」

學長停頓了幾秒，眉頭一皺，嘆了口氣說：「他詢問了目前治療的狀況，我們解釋了目前腹水處理的情形、日後可能會有反覆發作的現象等，我想他心裡多少有個底，其他的病情病人自己是清楚的，她不願透露給家人，我們也必須給予尊重。」原來學長也知道了許阿姨的想法，可是學長的話卻給了初入醫療體系的我一記當頭棒喝，也卸下了昨晚輾轉難眠、無所適從的不安。或許是因總覺得這件白袍責任重大，不一定盡是攸關生死，但至少能幫助病人緩解病痛、感受照顧。然而其實往往卻忽略了，我們可能太過以自我想法去認定對病人好的事情，縱使明白必須給予病患自主的權利，也清楚該遵守病情保密的原則，但事實上內心卻自我設定許多是是非非的邊角，一旦觸碰反而成了困住自己的囹圄，在自我價值觀中痛苦掙扎。就如同那尾髮辮，是如此令

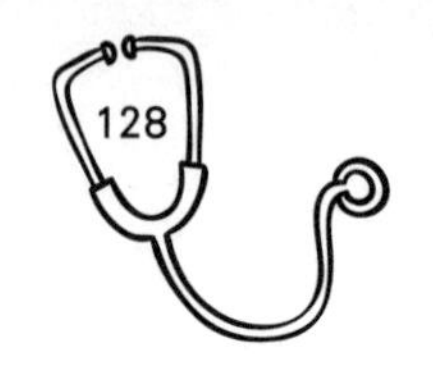

人印象深刻，久久難忘。

深吸口氣，我再度踏入許阿姨的病房，許先生正在一旁滑著平板與許阿姨分享著全家出遊的照片。

「醫師早！剛剛大夫來過沒見著你？」還沒走進床邊，許阿姨即開口和我打招呼。

「噢，我們早上在上課，我剛下課過來看看您，今天有好點了嗎？」

「好多了不少，謝謝你！」許阿姨微笑拉著我的手。許先生出現在病房的第二日依舊給許阿姨增添不少好氣色，黃疸也消了不少。不變的是髮辮依舊梳理整齊，一絲不苟，彷彿縷縷煩惱絲也就這樣被規矩地整理好，看著母子間難得見面的情感交流，我也就此豁然開朗。有這麼一瞬間，我彷彿感覺到其實許先生了解所有情形，明白母親的用心，也下定了決心陪伴在側。

離開病房前，我不禁開口問道：「阿姨，您每天梳理這辮子嫌不嫌麻煩啊？」

「呵呵，我這頭年輕梳到現在，從不嫌煩。」許阿姨的自信心溢於言表，只見她手輕撫著髮辮接續說：「其實這世上最麻煩的，從來就是人心呀……。」

✚

醫學小學堂

病人自主權｜醫學倫理四原則包含了尊重自主原則、不傷害原則、行善原則、正義原則，其中的「尊重自主」原則強調了病人的自主性，醫療人員不應對病人隱瞞病情與診斷，醫療行為執行前也應該獲得病患的知情同意，並且要保護病人隱私。在《病人自主權利法》中，對病人的自主性有詳列的條文保障。

病情保密｜根據《醫師法》第23條（保密義務）：「醫師對於因業務知悉或持有他人病情或健康資訊，不得無故洩露。」因此醫師對於患者病情是有保密義務的。

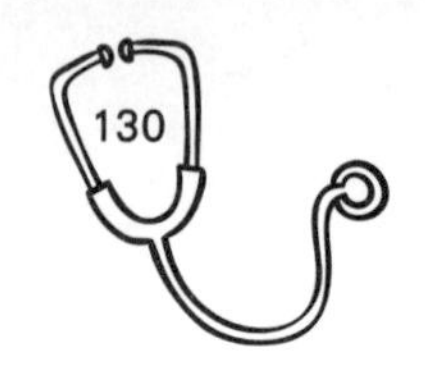

迴響 Sound Board

王育婍

故事大綱

病患原診斷為胰臟頭部腫瘤，病人本身和家屬都了解術前的診斷，因此安排住院手術切除。但術後發現診斷為惡性膽管癌，需要進一步輔助性化療，但病人拒絕，且要求醫療人員對於家人保密術後的診斷。然而，家屬在未知術後診斷的情況下，對於手術治療的症狀未明顯改善提出質疑，懷疑手術的併發症太多。

倫理議題

姿吟這篇〈心辮〉，根據醫學倫理的六大原則，歸納出主要的議題有：

1.病人選擇對於家人隱瞞實際病情：自主原則，保密原則，誠信原則。

2.病人選擇不接受輔助性化療[1]：自主原則，行善原則。

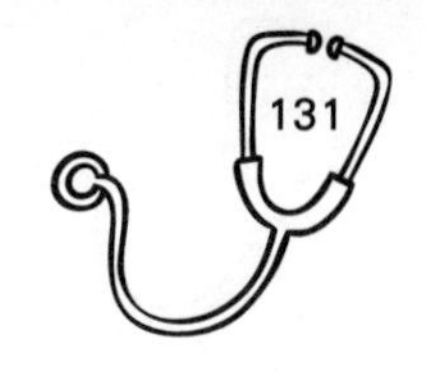

根據病人自主以及保密原則，醫療人員需要尊重病人隱瞞病情的決定，同時也得要對病情加以保密，這是無庸置疑的。所以，故事中學長尊重病人的決定，完全符合醫學倫理原則。但值得深思的是，是否這樣的原則運用在任何情況，都能做到最好的處置？故事中的一段敘述，讓我不禁思考，病患對於自己要求保密的決定，其實是有所猶豫的：

「就因為這好不了的，瞧他今天匆忙趕回來，後天趕緊回去上班，若真因為這病陪我在臺灣這樣耗下去，豈不誤了他？」許阿姨的眼神漸轉移至角落，是這般固執但卻不免閃過徬徨的神情。

不同於歐美國家較強調個人主義，在臺灣，以家庭為中心是文化的一大特色，個人和家庭的關係密不可分，許多個人的決定，都還是需要考慮到家庭其他成員的意見，也因此造成醫療院所中，儘管病患是法律上認定有行為能力的人，還是盡可能讓他的家屬也能一同參與醫療的告知與決策。且孝道至上的觀念還是深植大家心中，若對於父母的病情不了解而錯失了治療機會，不僅是心中一輩子的痛，也可能被家族其他成員誤解。另外一方面，配合病人保密的要求，是否就會違背誠信原則呢？基本上醫學倫理討論的對象是單純的「醫病」，而非同時強調「醫病家」。所以單純就誠信，是針對病人而言。故事提到的圓滑處理方式，是值得學習：

他詢問了目前治療的狀況，我們解釋了目前腹水處理的情形、日後可能會有反覆發作的現象等，我想他心裡多少有個底，其他的病情病人自己是清楚的，她不願透露給家人，我們也必須給予尊重。

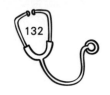

從文中了解到，醫療人員在配合病患保密之餘，也藉由向家屬解釋目前症狀，了解到病患的預後狀況，讓家屬有間接被打預防針的作用。

另外一個次要的倫理議題是病人拒絕接受化療。這時需要思考的是：當醫療人員評估病人對於治療處置的決定，不符合病人健康的最大利益時，該如何權衡自主與行善原則？當原則彼此衝突時，可參考下列重要性順序：生命價值＞不傷害＞自主＞正義＞行善原則。所以，文中醫療人員配合病患的決定不進行化療，是符合醫學倫理的原則。

醫學倫理的原則起源於西方國家，至今廣為運用的principles of biomedical ethics也是由美國學者所提出的，理所當然是順應西方盛行「人是獨立個體」的概念。然而，儘管西方文化滲透到世界各個角落，東方傳統倫理道德的三綱五常六紀仍為文化的根本，做人處事常言君臣父子夫婦，仁

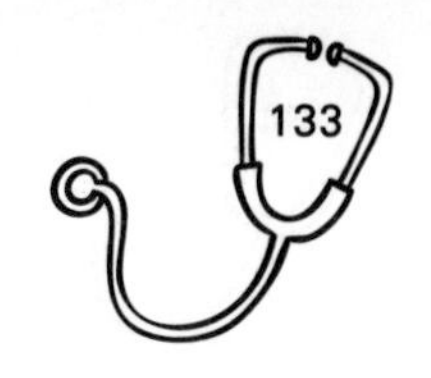

義禮智信。其實兩相比較，東西方之間仍有共鳴之處：由五常之中的仁義來看，不就是principles of biomedical ethics的不傷害、行善以及正義原則。而之後發展的六大原則中，誠信原則類等五常中的信。唯獨自主及保密原則在強調家庭觀的東方傳統思想中，是鮮少被討論的，也同時顯示了這兩項原則運用在臺灣文化中的窒礙難行。

起初姿吟對於病患保密病情的要求提出質疑，我認為並非不適當的反應，反而認為她是能跳脫西方主流原則的框架之外，在病人顯出徬徨神情時，提供病人能再次確認自己決定的機會。在參考醫療倫理原則之餘，醫療人員應當負起顧問的責任，與病患分析討論每項選擇背後的各種結果，而非讓病人在資訊經驗都不充分的情況下，貿然下了決定。當然，若病人審慎思考後仍堅持原本的想法，這時醫療人員就應該予以尊重。

本篇優點

1. 〈心辮〉一文有著許多姿吟個人的省思，清楚點明故事要闡述的倫理議題，且可以看到故事前後她的心境轉變與成長：

   我們可能太過以自我想法去認定對病人好的事情，縱使

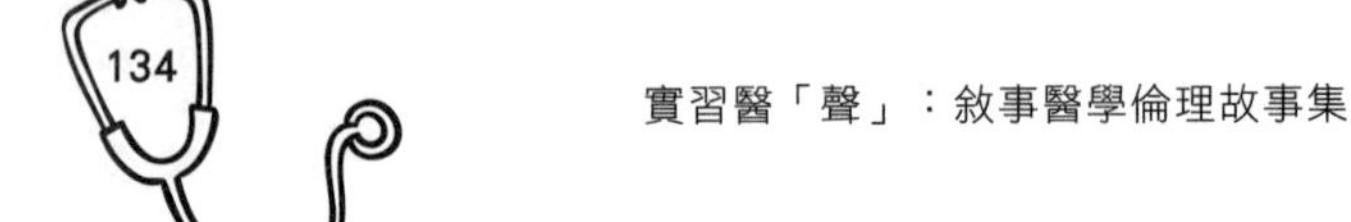

明白必須給予病患自主的權利，也清楚該遵守病情保密的原則，但事實上內心卻自我設定許多是是非非的邊角，一旦觸碰反而成了困住自己的圈圈，在自我價值觀中痛苦掙扎。

隨著姿吟心中的自白，讀者也能跟著一起思考其中的倫理議題，一起學習成長。

2.故事敘述鮮明，時間條理清楚，讀來不僅輕鬆自然，也彷彿能從姿吟的視角看到與角色們互動的過程。

---

[1] 在外科手術或是放射線治療之後給予的化學治療，稱之為「輔助性化療」。

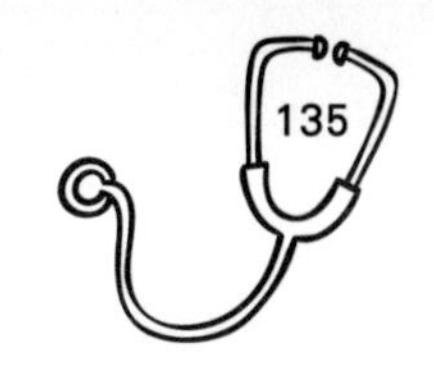

12

你，不再是孤單一個人

曾愛迪

陽光耀眼的星期一早晨，抬頭望了晴朗的天空，微微想念昨日墾丁的海風與浪聲。根據交接文[1]看來，這兩個禮拜將是場硬戰，我特地在踏入戰場前先安排小旅行調適一番，胸腔內科的病人病情複雜、一日多變，加上課程緊湊，一直是實習醫學生間口耳相傳學習紮實的一科。上班前在醫院對面的咖啡店點了杯冬日限定的太妃核果拿鐵、一個地瓜蔬菜三明治，這樣的星期一套餐提醒我mode該由「休閒度假模式」轉回「醫院限定」的高效能，穿上醫師袍，確定聽診器、小麻[2]、工具包都帶在身上，推開門進入護理站。

星期一的早上護理站擠滿了查房的團隊，好不容易空出

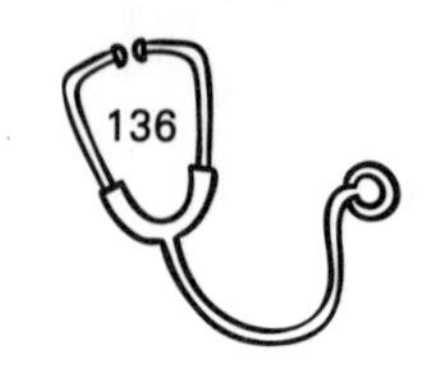

一臺電腦印出病患名單，看見滿滿的一頁，我倒抽了一口氣，這是兩個小時起跳查房行程的預兆，眉頭一揪，就在千頭萬緒不知該從何開始時，老師爽朗有朝氣喊著：「愛迪達！愛迪達！」熱情地揮著手走過來。

才剛進醫院一個月的我，總是滿懷熱血卻還不了解該如何接觸病人，有點陌生有點膽怯的我，在老師鼓勵下從最基本的聽呼吸音、做身體檢查、調氧氣開始。每次我不知道該怎麼做時，老師總會在一旁偷偷提醒我，一次又一次地陪著我練習，漸漸地我開始覺得自在也不會緊張，不再只是站在原地，心裡猶疑到底該做什麼。

這時老師突然向病人說：「婷婷！這是曾同學，以後我們會一起照顧你。」病人是一位二十八歲已婚女性，因為突然胸痛從急診入院，緊急X光和CT影像顯示，胸部縱膈腔裡有一個8x7x5cm的腫瘤，腫瘤慢慢長大，已開始壓迫到心臟和血管，讓她胸痛並伴隨咳嗽和喘的症狀，隨時可能有生命的危險，情況令人擔心。

她一個人住在邊間的單人房，窗外溫暖的陽光照進病房中，病床旁的手機大聲播放著音樂，格外顯得空空蕩蕩、冷冷清清。

✚

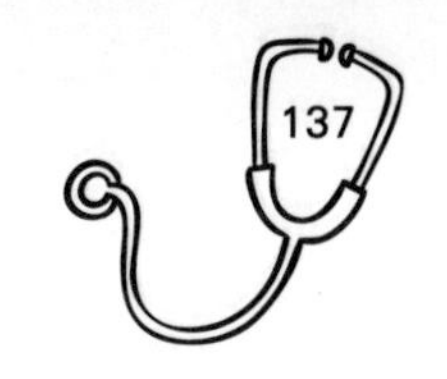

老師問：「怎麼只有你一個人？你知道自己的病情嗎？」

婷婷答道：「我知道我的胸口有一顆腫瘤，我很冷靜也很了解自己，大家都很忙，有什麼事情，直接跟我說。什麼時候可以出院？什麼時候可以回去上班？」

異於常人的冷靜回答，沒有表情，話語中也絲毫感受不到一點擔憂和難過的情緒，說話咄咄逼人。

老師：「我想你這一個月都無法回去上班，好好休息比較重要。你結婚了嗎？明天請家人來醫院一起解釋一下病況，我們需要開家庭會議。」

婷婷突然有點激動生氣地說：「我再說一次，我很了解自己，我結婚了，老公在臺北，他沒辦法下來，我媽很忙，我自己簽不行嗎？」

婷婷顯得有點不屑又不耐煩，覺得幹嘛囉囉嗦嗦、勞師動眾要大家過來？自己的事情自己解決，要簽什麼自己簽一簽就好不行嗎？

老師堅定地回答：「這是很重大的決定，最好有親屬或關係人在場，一定要麻煩你的家人明早來一趟醫院，最好是老公，他是第一順位人，第二是媽媽，若有其他重要的人明早也一起聽吧。」

✚

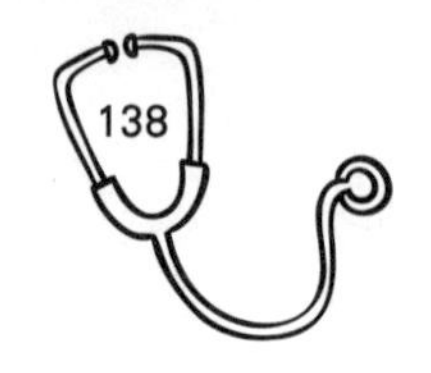

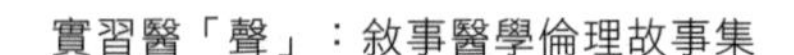

婷婷語帶威脅地說：「不能出院嗎？怎麼這麼麻煩！我老公不行，那就找我媽媽吧，10點不要遲到，我媽媽很忙。」

老師：「有需要幫忙的地方嗎？單人房價格會不會太貴，需要轉到一般病房嗎？」

婷婷：「錢不是問題，不能出院也沒什麼好說的了。」

查房後，老師不放心地又再繞到婷婷的病房，這一次她更表現出冷漠甚至生氣的模樣；回到護理站，老師眉頭深鎖地轉過來問我：「愛迪達！你不覺得怪怪的嗎？」

我：「有啊，感覺冷靜只是一種防衛的偽裝，我看到她說話時，拿鉛筆的手害怕地微微發抖。」

老師：「嗯！她這麼防衛有點奇怪，那就交給你負責關心她，了解一下她怎麼了。」

忙完一天的課程已經接近6點，下班前我又繞回病房，病房裡還是沒有任何訪客，只有婷婷一個人低頭專心地在畫畫，聽到腳步聲她抬起頭，看到我一個人進病房，難得擠出一點笑容，我拉了張椅子靜靜地坐在她身邊，她有點驚訝地開口問：「已經七點了怎麼還不下班？」

也許年紀相仿特別容易有共鳴，漸漸打開了話匣子說起她的故事；原來讓她心中一直放心不下的，是發病的那天，

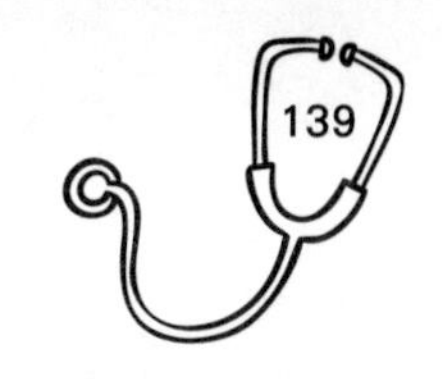

她正準備出發到機場，去柬埔寨義務教小朋友英文，這是她花了一整年親自安排的計畫，滿心期待的她卻在出發前緊急被送進了急診，從此被關在這裡，平常在律師事務所上班的她和妹妹住在一起，媽媽辛苦工作好幾年，努力打拼成為上市公司的老闆，雖然再婚，但對姐妹倆的愛卻不曾少過。婷婷心中掛念的，就是希望媽媽能放下她們姐妹倆，好好過自己幸福的生活。

她不想再成為媽媽的負擔，只希望能趕快好起來回去上班，至於在外地的老公，她淡淡地說：「重要嗎？已是個可有可無的男人。」也許，小時候就經歷一次卵巢癌的她，對於人生有超乎一般人的堅毅與勇敢。身為大姐的她總是先想到別人，最後才想到自己。她知道開完刀後一定有好長一段復原時間要麻煩家人，所以開刀前她才刻意想隱瞞病情，一個人堅強地住院，我知道她一直都在忍耐，即使胸口的腫瘤痛得她夜夜失眠，甚至連走路都會喘，她還是想偷偷自己面對這一切。

一早，婷婷的媽媽焦急衝來醫院，握著老師的手：「拜託！一定要救救我女兒，她還這麼年輕，不拚一下怎麼行！」說著說著就跪在地上，老師趕緊扶起她坐好，打開電腦的影像，細心解釋這次手術的複雜與危險：「由於腫瘤與緊鄰的心臟和大血管緊密連著，不開刀過不了多久就可能心肺衰竭，但開刀需要避開心臟和血管，我們一定會盡力找最好的團隊，但……風險很高，要有心理準備。」婷婷在旁邊不發一語地喘著。

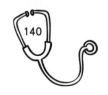

住院這幾天婷婷身體明顯越來越差，回到病房愣了好一會兒才開口問：「醫生，我真的很嚴重嗎？」這一刻，她才突然發現自己正在生命的賭注裡跟死神拔河，婷婷的淚光閃爍，她忍住，沒有讓眼淚流下來。

等待開刀這幾天，下班後我習慣「順路」繞過婷婷的病房陪她聊天，漸漸我發現她的病房不再冷冷清清，三五好友會輪流來病房陪伴，有一次婷婷偷偷跟我說：「其實我知道很愛碎碎念的壞醫師是關心我，但關心讓我好不習慣，哈哈哈哈！我發誓下次你們查房，我不會再兇壞醫師了。」她口中的壞醫師就是那一天照三餐來關心她的老師，只是平常當大姐的婷婷，一個人撐著過日子習慣了，對這樣關心顯得有點不知所措，反而故意用敵對的語氣回應。住院的這些日子，她漸漸不再把自己困在一個人的世界裡，明明很害怕卻假裝不在乎，明明很想有人陪，卻奮力推開所有的人。

開刀的前一天晚上，我又來到病房，這次，不再只有婷婷一人待在空蕩蕩的單人房裡，整間病房聚集了許多關心

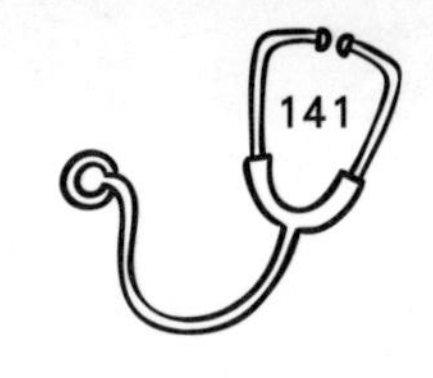

她、愛她的人，我輕輕關上門，心裡默禱著希望明天手術一切順利，婷婷能有機會再次完成她未完的夢想。

離開胸內的那天，婷婷出院了，手術順利，陪在她身邊的是她最愛的家人和朋友。每個人的生命裡都有自己的一段故事，醫生不只要看見身體的痛，還有病人心裡的擔心和祕密，突破病人自設的框架，讓她不再是孤單的一個人，讓愛能及時而沒有遺憾。

✚

醫學小學堂

交接文	醫學生們自建的一個小網站，內容主要為分享各科的學習經驗以及跟隨各科師長們的學習指南。此處意指換站時，先查閱前輩留下來的指引。
小麻	醫師、醫學生口中的「小麻」，其實是一本「麻州總醫學內科手冊」，針對各種內科疾病的機轉（致病原因）、診斷、臨床表現、治療、預後有非常精要的整理。
CT影像	Computed Tomography，「電腦斷層攝影」的縮寫，是一種非侵入性的影像檢查，可以將人體內部結構以黑白影像顯現，幫助疾病的診斷與鑑別。

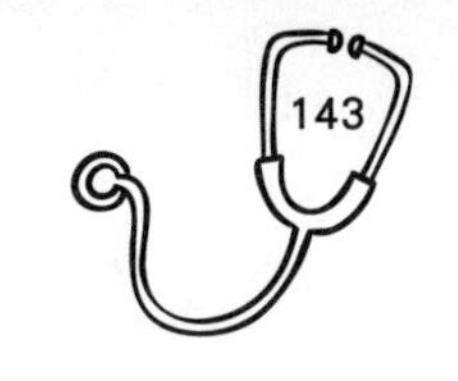

迴響 Sound Board

孫焚

曾同學的文章〈你，不再是孤單一個人〉，不僅道出了她自己在clerk階段的心路歷程，更指出了病人在面對病情時，往往是孤單與無助的。臉上戴著鎮定甚至兇狠的面具，往往只是為了掩飾心裡的不安和恐懼，因而故作堅強。在病人這麼不友善的情況下，老師沒有生起分別心，沒有因此動怒或改變對待病人的態度，反而是一眼就看穿面具底下的脆弱。老師如平常一樣關心病人，也發覺病人背後一定藏有故事，一個讓她在二十八歲就不想要成為別人負擔的心酸。

曾同學細膩的心思和談吐，讓病人願意敞開心胸分享她不為人知的故事。一個願意義務教柬埔寨小朋友英文的律師，為什麼在面對自己病情和醫生的時候如此沒有耐心和不悅，似乎有了答案。病人一心的付出，把這些小朋友看得比自己還重要，她身為大姐，一定也是以家人為優先。永遠都只有她去照顧別人的份，她自己也應付得了自己的事。所以當她生病而沒辦法兌現與小朋友的約定，且必須依賴家人的時候，那份無助感一定也讓她迷失了方向。

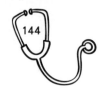

在這篇文章的字裡行間，都可以深刻感受到曾同學對病人的關心和擔心。雖然實習醫學生的身分不能對病人做出任何實質的治療，但對病人的關心是不用任何執照或訓練就可以做到的。聽到很多同學對於clerk的角色很是困惑，又不能開order，不能實際動手操作，醫學知識也還不夠，其實被稱為「路障」並無道理。不過在看完文章後，很佩服同學在她能力可及之地不斷嘗試。即使知道病人有可能給她臉色看，有可能出言不善，她還是勇敢地拉了張椅子坐到病人旁，用自己的熱臉去貼別人的冷屁股。她的付出有了代價，病人不僅敞開了心胸，似乎也慢慢改變了自己的態度。開始接受了自己的病情，開始信任身邊的人，也理解到其實，她並不是孤單的一個人。

其實，我們每個人何嘗沒有屬於自己的故事。現在的人往往只看到表面就迅速下了定論，做了判決，沒有想到背後可能藏著心酸或脆弱。最近關於博愛座的議題，不也是同樣的道理嗎？我們如果只看到坐在座位上的人「看起來」很年輕很健康，卻「看不到」他其實才剛開完一個大刀出院，因為沒有人能照顧他才自己搭捷運回家。又或者，他才剛失去

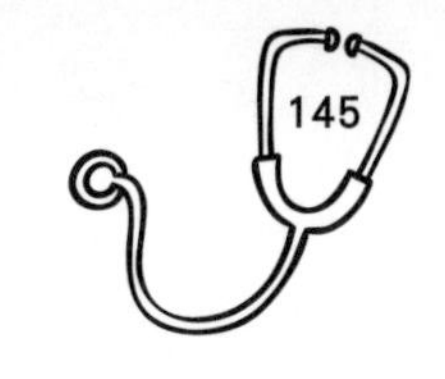

摯愛的人、才剛得知自己罹癌活不久，坐在唯一空著的博愛座上對他來講是一個稍稍的歇息，我們又何需如此咄咄逼人，不通情理亂罵一通呢？對於病人又何嘗不是這樣？若只看到強勢的家屬、堆積如山的問題、不友善的病人，那我們很可能會錯過唯一一次聆聽病人聲音的機會而導致遺憾。停下腳步，想一想，看一看，聽一聽，我們的所作所為都很可能在病人以後的生命裡，造成不一樣的改變。曾同學藉著這個故事，給了我們許多的省思。

✚

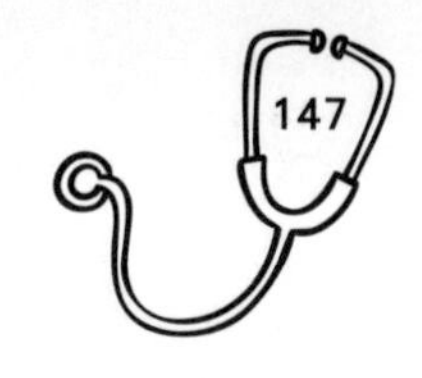

13

藏

沈治祖

楊又在病房外跟人吵起來了。

「醫師，拜託啦！再給我們一些時間，好不好？」

今天是我在胸腔內科見習的第二週。楊是我的導師，同時也是胸腔內科的資深主治醫師之一。

跟其他醫師一樣，查房前，楊習慣先在護理站檢視病人的各種檢驗數據，同時跟R（住院醫師）、intern及NP（專科護理師）一起討論病人的進展、療程需要什麼改變等。

今天的「住院中病患名單」有二十一位病人，與上週五的人數一樣，但有五個是新病人。有三位在上週末出院了，

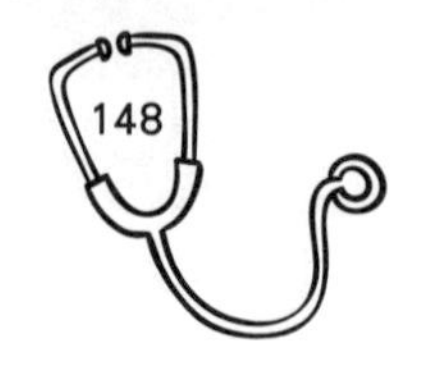

一位轉安寧病房，一位住院中死亡。

「這樣拖下去對黃女士只有壞處，沒有好處。我不能跟你保證她一定會好起來，但是身體是她的，不管她選擇什麼樣的治療方式，我都會尊重她的決定。前提是，她知道自己有什麼樣的選擇。」

「求求你了，醫師！再給我們一點時間吧，我這半個月來也藏得好辛苦，好怕我媽發現我躲起來……」

說著說著，婦女突然情緒潰堤，哭了起來。

我認得她。她是每次查房時唯一在場的家屬，黃女士的大女兒。其他家屬不常露面，甚至她身邊的另一位婦女，我是今天第一次看到。

「恕我無法配合。身為醫師，隱瞞病情不是我的義務。你們也聽到了，黃女士一而再再而三地要求出院。你們真的認為她會永遠被蒙在鼓裡嗎？如果你們還是堅持不說，那就由我來說。」

他們口中的「黃女士」，是一名六十七歲的女性，也是正在與楊對話的兩位婦女的母親。

我實習的第一天，是黃女士住院的第十八天。第一次與

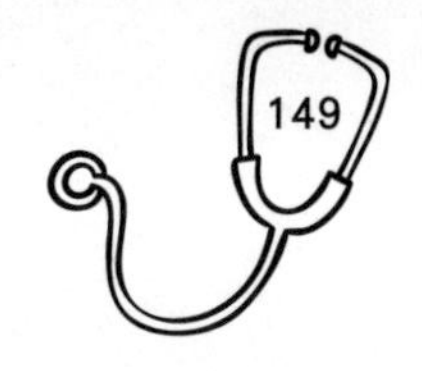

黃女士相遇，她正坐在床上看報紙，瘦弱的身板彷彿隨時會被病床吞噬。看到我們查房，她就調侃說楊帶小雞出街了。

「你說得倒容易！生病的人不是你的媽媽，你當然可以這麼輕鬆！你沒看到我姐壓力這麼大，你為什麼還要逼她？而且我媽明明就好好的，你為什麼要嚇她？你是醫生欸！你有沒有醫德啊？」

我和一邊的陳、張不知所措，低頭數著被皮鞋覆蓋的腳趾頭。

「我明白你們也很辛苦、很難受。但是黃女士住院的這段期間，我一直都在提醒你們這件事。不過我想你應該不知道，剛才也沒有仔細聽我說明黃女士的病情。就我的觀察，黃女士是個堅強的人，她沒有你們所想像的那樣不可理喻。」

說到這裡，楊的手機鈴聲突然響起來。

「嗯，好……我現在就要過去了……抱歉，我還有其他病人要處理。我會再找時間跟你們詳談。」

婦女邊走邊安慰姐姐，也不忘咒罵楊。楊深深嘆了一口氣，轉過頭來。

✚

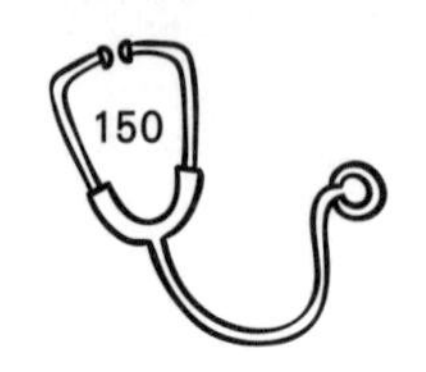

「沒什麼問題的話，我們就在這裡解散。」

陳和張先後離開，我緊跟著楊刻不容緩的步伐。

「咦，學妹，你怎麼還在這？」

踏入電梯，楊才發現身後多了一個身為實習醫學生、在醫院暫時還沒什麼作用的我。剛才一起查房的陳和張，分別是住院醫師和實習醫師。

「我現在沒課。」

說完，我就直直瞪著楊的臉。他今年應該四十出頭，俐落的短髮染上一層雪花。

楊挑了挑眉，按了面板上的「21」，習慣性地抿嘴，眉間隱約有著煩惱留下的痕跡。

「學妹，這是你在這摳（course）見習的第二週，對吧？」

我點了點頭，楊輕嘆一口氣，開始細述黃女士的病情。其中夾雜著病歷所無法記載的人的溫度。

黃女士的丈夫約莫四十年前因故身亡，留下五個嗷嗷待哺的兒女。時值經濟動盪的六〇年代，她獨自撐起養家的重擔。飽經滄桑的花甲之年，原應是含飴弄孫的美好晚年，現

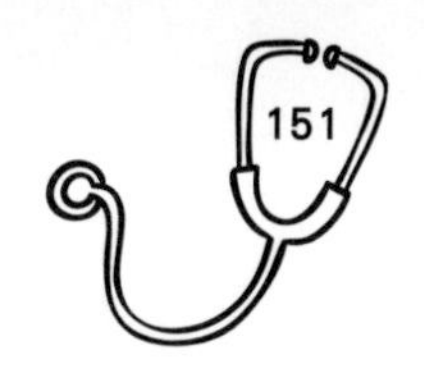

在變成了奢侈的夢想。

莫蘭蒂颱風來襲的第二天，她在整理滿目瘡痍的花圃時，咳了一口艷麗如牡丹的鮮血。

其實這不是第一次。伴隨胸痛與坐骨痛也好一陣子了。她怕兒女操心，一直閉口不談，只當是老了，身體變差了。直至被回家過中秋的兒女目睹她咳血，實在拗不過，被帶去急診，經過一系列的檢查，就住進十樓了。病理切片報告出來了，是肺腺癌。照胸腔影像來看，腫瘤擴散至對側淋巴結，甚至骨骼掃描結果顯示有骨髓侵襲的現象。

「二十一樓到了。電梯門要開了。」

電梯系統以四種語言機械性地複述。

「好了，我接下來要處理的事你跟著也學不到什麼。去吃飯吧，下午再過來跟診就好。」

電梯門關了。

剛才查房的畫面在我腦海揮之不去。

* * *

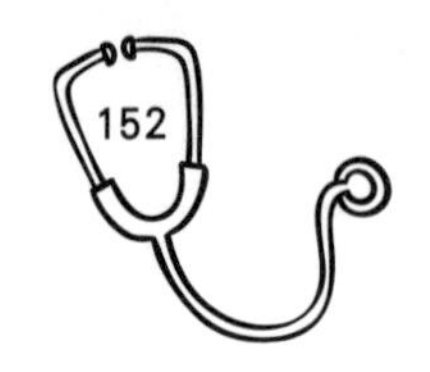

「醫師……我什麼時候……可以出院？」

黃女士配合著楊的指示吸氣、吐氣，期間不斷咳嗽。她越是想要藏起咳嗽的衝動，越是藏不了。

楊把聽診器繞在頸上，面帶微笑。他的溫柔和耐心總是只留給病人。

「阿姨，報告結果還沒出來，我不放心讓你出院。你在這裡住得不高興嗎？」

一直守在床頭不離不棄的大女兒一臉緊張：「媽，你就聽醫師的話，別再提出院的事了。」

「醫師……你不要誤會……我沒有不高興……這裡的床很舒服……護士小姐人都很好……」

她突然不好意思起來，我們幾個湊前才聽清楚她說什麼。

「我住這麼久……單人房沒有健保給付……我怕會很貴……」

話沒說完，她又開始咳嗽。

＊＊＊

✚

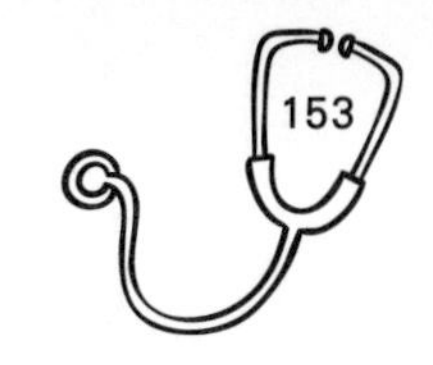

「五樓到了。電梯門要開了。」

有人要推床進來。我按了「延長開門」，走出電梯，改走樓梯。

五樓、三樓、二樓、一樓。

五樓是隱藏版的四樓。如果常搭電梯，不難發現冰冷的面板上少了「4」這個數字。無意的發現，但也不會是令人在意的發現。

這棟樓不是沒有四樓，只是跳過了「4」這個序號。「四」的發音似「死」。在漢語的大部分方言中，這兩個字除了聲調上的差異，幾乎是一樣的發音。

活著的人，知道必死。所以害怕，所以逃避。但，藏起來，就代表不存在嗎？

活著是一種本能。促使我們活下去的，是那潛伏在血液裡的危機意識。生病的人看醫生，試圖除去病灶，期許延長壽命。

醫師，又稱醫生；是醫「生」，還是醫「死」？從小到大，我們一直被灌輸生命的美好，卻沒人教我們如何面對死

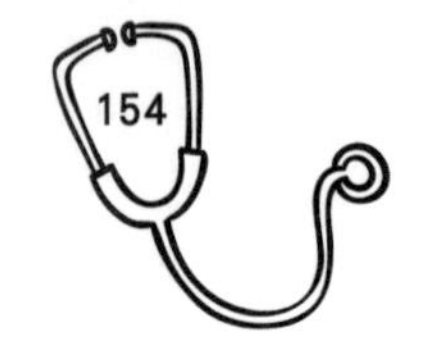

亡。死亡並不可怕，是對死亡的未知使我們害怕。或許，唯有知曉生命的真諦，我們才能坦然接受死亡。

走出醫院，熾熱的陽光代替了低溫的空調，將我籠罩。吃飯了。

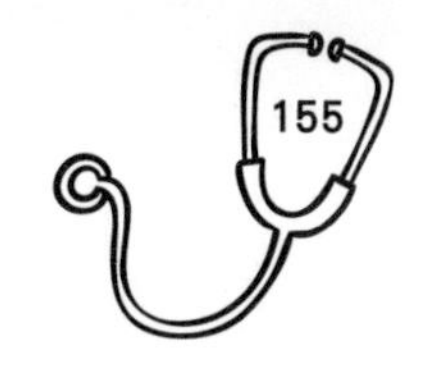

迴響 Sound Board

高士淵

文章看似平鋪直敘，實則做了巧妙的安排。從病房外跟著老師開始，透過文字帶過一個又一個的場景，慢慢讓讀者可以理出頭緒，關於病人、老師、家屬等各個角色的形象也隨著故事越來越清晰，文章最後停留在一句「吃飯了」，透過這句話帶出醫院裡與醫院外截然不同的氛圍，也把整篇文章所蘊含的千愁萬緒全部濃縮進這幾個字中。

跟老師查房時常遇到同樣的問題，當病人及家屬對於疾病有不同的看法與解讀時，就會發生諸如此類的事情。醫師絕對有告知的義務，但當家屬不願意讓病人明白自己的病情時，就會陷入兩難的情況，究竟要堅持告知的義務，還是不要直接告訴病人。之前看過一位醫師，若病人沒有直接問及自己的病情，醫師還可配合不直接回答，但醫師也告訴家屬，如果病人直接發問，他就一定會告知病人病情，並且也告知家屬應該要慢慢讓病人了解自己的狀況。情、理、法要

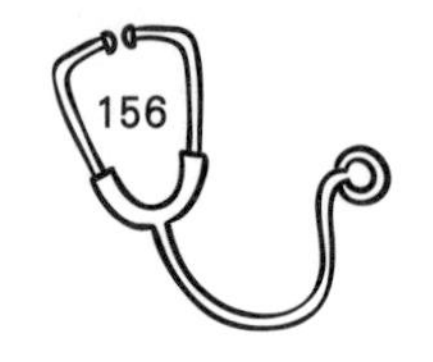

如何權衡？每個人都有惻隱之心，但是什麼時候需要同理、什麼時候要抽離來看待？這是需要透過時間磨練的功夫。

在小兒科時就遇過這樣的例子：一位電腦斷層影像有新舊傷痕的弟弟，那時因為看到家屬和可愛的弟弟，所以接觸的第一時間其實沒有想到通報的問題，和老師討論時便不知不覺為家屬找了許多的理由，後來看社工的照會記錄，才知道是在弟弟讓別人照顧時才發生這樣的狀況。這樣的情況，依《家庭暴力防治法》第50條第1項：「醫事人員、社會工作人員、臨床心理人員、教育人員、保育人員、警察人員、移民業務人員及其他執行家庭暴力防治人員，在執行職務時知有疑似家庭暴力情事者，應立即通報當地主管機關，至遲不得逾二十四小時。」

所以不管有多少理由，當發現有疑似案例都應通報。如果情、理、法出現衝突，法的部分需要優先考慮，「知其不可而為之」最後可能導致自己受罰，甚而影響自己未來幫助病人的機會。且你所給予的幫助有時並不一定是病人所期望的，把自己的想法加諸受助者身上是一種蠻危險的做法。要如何兼顧三者，提供各種方法之餘，還必須實際與病人、家屬討論可行性，才能幫助病人並符合他們真正的需求。在老年醫學科時，看到個管師（個案管理師）、藥師、護理師、

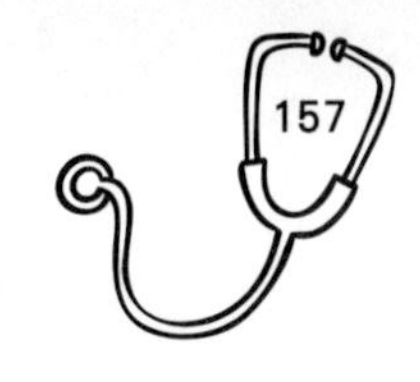

醫師一起討論病人的病情、安排患者出院後的照護、告知家屬病人病情。因為有時家屬的意見可能分歧，這時完整告知並保護好醫師自己是蠻重要的事情，不要因為一時的錯誤決定而將自己推入陷阱，中斷了自己未來幫助病人的機會，或是抹滅自己對於醫學的熱情。

面對死亡、面對疾病每個人多少會有所恐懼，疾病書寫的出現慢慢揭開這個從前大家不願意面對的領域，透過文字來同理情緒與闡述未知的疾病，也透過書寫發現更多看待疾病的觀點，不僅止於恐懼害怕，而能看到更多的解決方法。例如安寧療護的觀點、紅鼻子醫生計畫等等的出現，顯示現代醫學面對疾病已不再是聚焦於疾病本身，病人自身的想法更為重要。醫病關係已脫離從前家長式模式，而是透過與病人討論、溝通以得到共識。把這些觀點融入我們未來的執業生活中，將會是人生或是成為醫師的重大課題，不僅僅是為自己成長，同時也能為病人、家屬謀求最大的福祉。

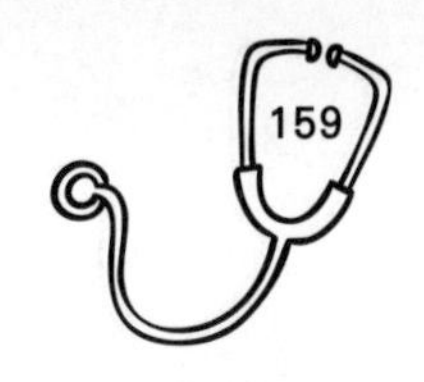

14

3A35-3

王育綺

「35-3，七十三歲女性，G3P2A1，診斷為cervical cancer 1B1，這次入院目的為實行RAH……」

週一的晨會，臺上的學長例行性地報告上週出院的個案。35-3，三個數字，對我來說，不只是一個晨間討論的病例，也不是一個去了又來的床位，而是讓我回想起一位骨瘦嶙峋，長期被家人疏於照顧的婆婆，她背後不為人知的人生故事。

＊＊＊

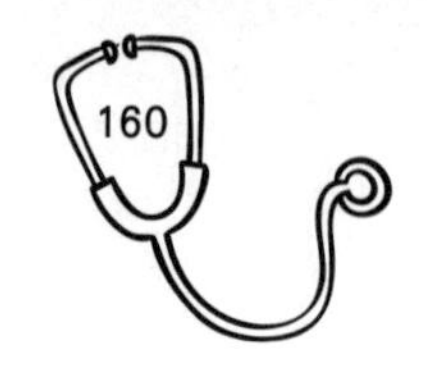

「學長，我是黃P的clerk，想請問一下老師這週有什麼病人嗎？有什麼我可以做的？」

「歐歐，第一天實習嗎？不用這麼緊張啦！老師很忙，所以接住院的病人不多。我看歐……今天只有兩床耶！」

「是哪幾床啊？可以查病歷嗎？」

「當然可以啊，你會用電腦病歷系統嗎？等一下教你……啊啊，可能要晚一點，我趕著開order，不然待會被護理師學姐追殺。你就自己找事做，等一下我們查房時再一起去看病人吧！」

「好好，學長先忙！」

晨會後的早上，不用咖啡因，這些繁雜的病房大小事和刺鼻的乾洗手酒精味，就足以把還想賴床的生理時鐘吵醒。身為一位熱血、有功能的路障，還是罩子放亮一點，開啟自生自滅，不，是自主學習的模式，先去找找病歷來看好了，等一下查房才不會被「電」太慘……。

* * *

滴答滴答，時間走到了驚心動魄的查房時段。

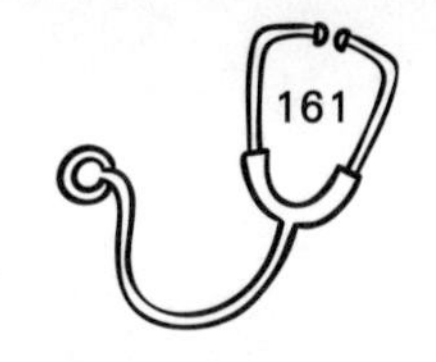

「黃P查房囉！！」聽到護理師學姐聲震四方的人體廣播，大家趕緊帶好小抄，小跑步到station前面。

「黃P早！！」大家異口同聲地說。

「大家早，今天先查35-3好了，她家人有簽手術同意書了嗎？」

「還在聯絡中耶，病歷裡面的聯絡電話打不通，阿嬤也拒絕提供家人的電話。等一下再試試看～」

「這樣就有點麻煩耶，快一點請她家人過來簽手術同意，看她這個樣子，到時候有什麼問題就更麻煩，一定要有人簽才行。」

NP一臉無奈。

「先去查房，今天早上把這件事處理好。」黃P一面叮嚀，一面走進35-3的病房。

「銀珠，今天今天覺得如何？」

「肚子還是脹啊……都吃不下。」

「是腹水的關係啦，會不會喘？」黃P眼神瞄向床簾，示意要intern學長拉上，準備評估腹水的嚴重情況。

「還好。」銀珠很有默契地拉起上衣，早已習慣這些每

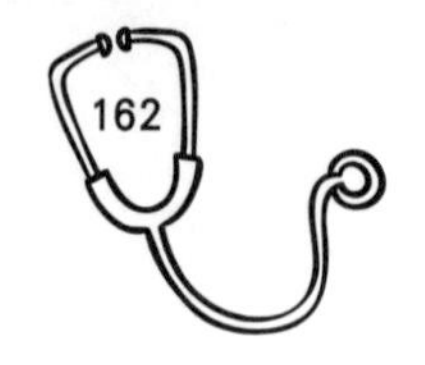

日的例行檢查。

「明天安排手術，除了子宮，腹水也會一起處理，到時候會舒服一點。家人什麼時候會來？」

「我一個人就好了，沒事啦！」銀珠一派簡短輕鬆的回答，但頭卻往下一低，將手中的佛珠握得更緊了。

「為了你的安全，建議一定要有人來陪你，孩子還是兄弟姐妹呢？有沒有人可以聯絡的到？不能再一直拖下去，這樣你只會更不舒服啊！」NP趕緊追問。

銀珠擋不住陣陣追問，皺起眉頭，忍不住發了牢騷：「我就說一個人就好啦！你聽不懂嗎？我想安安靜靜一個人住院也不行嗎？吵死了！」

病房的空氣瞬間凝結。

秒針不知道走了幾圈，這面尷尬才被一聲有氣無力的嘆息劃破。

「唉！」銀珠緩緩闔上了佈滿細紋的眼皮，顯得沉重。接著說：「好啦，我問問看小妹有沒有空。」

「今天3點之前要確定，手術室才能定下來。」黃P叮嚀著。

✚

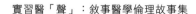

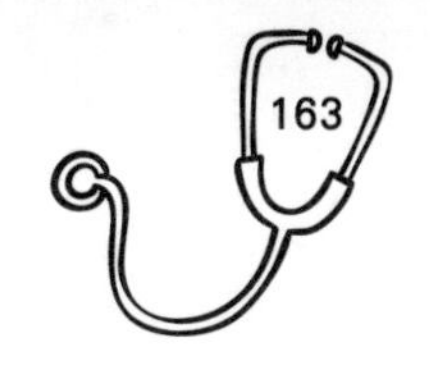

「知道了。」

「還有沒有什麼想討論的？」

「沒有，我想休息一下。」

「生病不是一個人的事，不要讓自己這麼辛苦。」黃P拍拍銀珠的肩頭，努力要提起嘴角，但只能形成勉強的一字型。

＊＊＊

查完房後，一夥人回到station，確認好接下來的醫囑和工作，就各個分頭忙去了，只留下我這個還搞不清楚狀況的clerk和老師四目相接。

慘了，該不會老師要電人了吧，我是不是應該要先問個問題，先發制人，但是……但是，要問什麼啊？！

就當我腦中還一片空白時，黃P突然嘆了一口氣，接著說：「你是第一天見習吧？」

「是的……」

「那你應該不知道35-3的故事吧？」

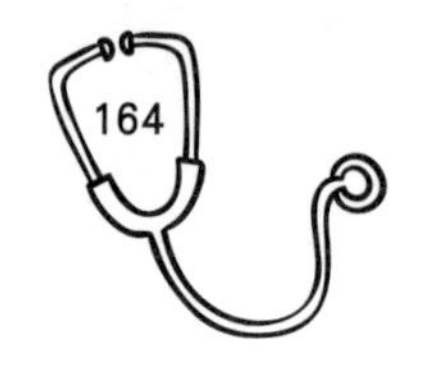

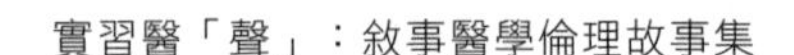

「剛剛有看過病歷，是說先在他院做過conization 後發現是1B1，才自己轉過來的。」

「唉，的確是如此，但你有沒有發現，為什麼一個七十幾歲老人，BMI 不到16，又沒有家人陪伴，手術同意也一直沒來簽？」

「對歐，她後來才說要問問看小妹能不能來。」

「那個小妹其實是她的鄰居。」

「鄰居？」黃P這麼一說，我腦中的病人家族樹的連結更複雜了。

「當初35-3來到我門診的時候，就是那個小妹陪她來的，我以為是她的女兒或是媳婦，沒想到卻是鄰居。一問之下，原來是孩子工作忙碌，即使媽媽已確診癌症，也沒空陪媽媽看病！原安排上週手術，卻爽約了。後來是銀珠自己進來住院的。」

「你看看她165公分，體重只有42公斤，令人心疼是否長期營養不良……」

我靜靜地聽著，腦海中浮現出方才在銀珠眉宇間，皺成像小腸環狀摺般的眉頭，突然了解那陣沉默的意義了。

✚

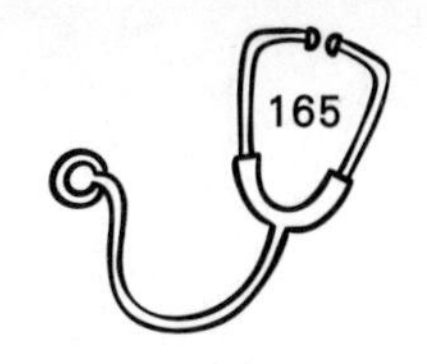

「病歷是死的，可是人是活的。有機會多接觸病人，這才是臨床見習的重點。」黃P叮嚀著。

* * *

當天下午，鄰居小妹來了，但依舊不見家屬的蹤影。隔天，手術也順利完成了，甦醒後的銀珠，被送回了35-3那個小小的空間。

「銀珠婆婆，現在還好嗎？有沒有哪裡不舒服？」我敲敲35-3的房門，輕步走到銀珠身旁。

「身體都沒力氣，暈暈的。為什麼會這樣？」

「麻醉退了之後都會這樣子，大概會持續幾個小時，是正常的反應。剛剛量了血壓心跳都正常，手術也順利，這邊的護理師都會一直幫你注意，不用太擔心。」

「那我女兒有來嗎？她說今天晚上要來看我。」

「歐！」我愣了一下，心中疑惑怎麼手術後家人才出現？急忙接著說：「如果你女兒來的話我們會帶她過來，你先好好休息一下，別擔心。」

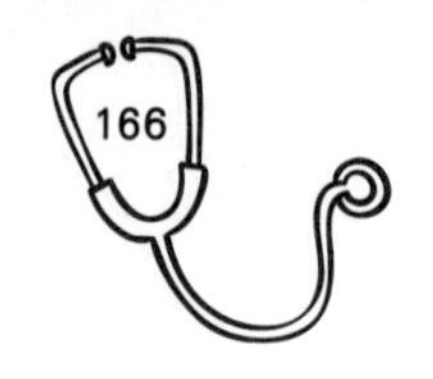

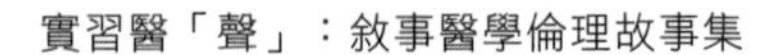

銀珠緩緩地點點頭，眼皮靜靜地闔上，彷彿失落的默然別去這個事實。

看到銀珠的模樣，我不禁心頭一揪，好希望能為她做些什麼……

* * *

隔天中午，護理站突然傳來一陣喧囂。大家目光不約而同地投注在護理站前的高挑女子，足蹬俐落亮面的細高跟鞋，一手拎著碳黑皮質的公事包，每個髮絲都乖順整齊到位，看來就是位精明幹練，一絲不苟的女強人，正對著嬌小的護理師咆哮著。

「我媽的主治醫師什麼時候才會來？我這麼忙還特別搭高鐵下來耶！一直等是要等多久？你們醫院這麼多人沒有一個可以做事的嗎？我告訴你，要是主治醫師再不來的話，我就去院長信箱投書……」

「陳小姐，你先冷靜一下。黃醫師現在還在看診，我們已經通知他了，他看完門診就會過來。」一旁的護理師以穩重的語氣，安撫著這位張牙舞爪的女性。

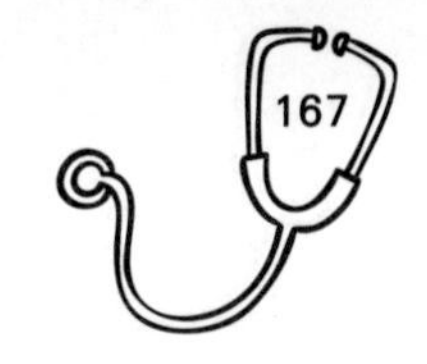

「你已經說過很多次了，我又不是聽不懂。我就只是要個診斷證明而已，還要等上半天，你們真的很沒效率耶！我之前在別家醫院辦都不用等這麼久。反正你們快點去想辦法，我還要趕高鐵回臺北！」

「抱歉，醫院的規定是一定要照程序走的，每個人都一樣沒有特權。我們已經盡量幫你了。如果時間上趕不及，可能要麻煩您延後行程或是改天再來辦。」護理師溫柔但堅定地回答。

「莫名其妙！早知道就叫我媽不要來這間醫院。我告訴你歐！你最好快一點，我3點就要走了！」女子一肚子氣地坐回等候區的椅子上，嘴裡嘟嚷著，手上忙著從公事包中拿出手機和文件。

這時的我，正在幫銀珠做術後的身體檢查和傷口評估，不遠處的35-3病房裡，透著門口的縫隙，目睹了這一切。心中不禁默默沙盤推演，該不會灑狗血的八點檔在醫院上演了，估計是哪個天才家屬在病人還沒出院時，就急著要診斷證明申請保險給付和補助，還追到正在看門診的醫師，罔顧其他病人看診的權利。這年頭真的是無奇不有，人人都要VIP服務，要是我是護理師肯定好好幫她「衛教」一下。

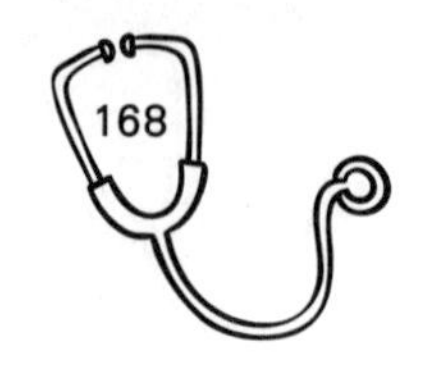

「不好意思，那是我女兒，給你們添麻煩了。你們別怪她啊！」銀珠突然冒出一句。

「啊？您女兒有來？」八點檔入戲太深，還沒來得及抽離。

「你聽到那個在吵架的聲音，就是我女兒。真的很抱歉，你們這麼忙，還這樣打擾……」銀珠像個打破水瓶而不知所措的小女孩，一臉愧疚。

「別這麼說啦！這也不是您願意的啊！而且她肯定有急事才會這麼趕。」

「唉，她從小個性就好強，不順她的意就要跟別人爭到底。都是我們把她寵壞了，長大個性也改不了，你們真的別在意。」銀珠急忙解釋。

「您別擔心，我想這場面護理師學姐也不是第一次面對，畢竟家裡有人住院大家都會比較心急，這可以理解的。對了，女兒怎麼這麼忙，都沒時間陪你？」一時脱口而出想要轉移注意，但怎麼偏偏無腦問到這個最敏感的話題。阿彌佛陀，希望銀珠沒有聽到……

「她常常要出差，飛來飛去的。還要照顧兩個小孩，也是辛苦她了，只要我身體還可以，就不要給她添麻煩。你不

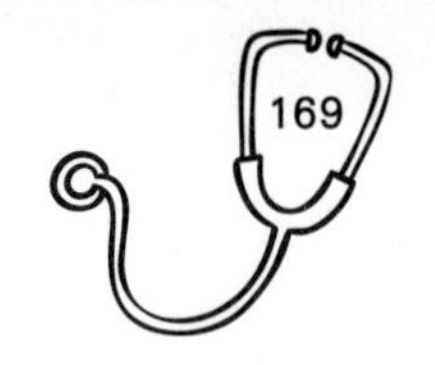

要看她兇，小時候學業表現好，每年都是模範生，好可愛的一個小女孩，大家都寵著她，尤其是她爸。長大後去臺北念書工作，就很少看到她，每天都很忙。她爸去世後，就更少回老家了……」

「感覺得出來你很想念你女兒，有打算搬去臺北住嗎？這樣一家人也比較好互相照應，不用跑來跑去。」

「她有自己的家庭，平常照顧小孩和工作就很忙了，我也不想搬過去惹人嫌。還是一個人待在高雄就好了。」

「你真的好替孩子著想。在高雄都一個人住啊，有親戚朋友也在高雄嗎？」

「唉……前幾年我的老伴才離開，後來我哥哥姐姐也走了。現在就一個人住在老家。還好鄰居都是老舊識。人老了，就沒用囉！看著大家一個個走了，原本想說乾脆這次不要住院，該怎樣就怎樣，回去陪老伴也不錯。」原本銀珠眼眶裡打滾的淚珠兒，在提到老伴二字時瞬間潰堤。我深深懊悔自己不該多嘴，連忙抽起幾張紙巾給銀珠，她接過紙巾後，用她骨瘦嶙峋的雙手握緊著我。

「謝謝你小醫師，我已經很久沒跟別人說這麼多話了，尤其是這些藏在心底的話。謝謝！」

✚

此時的銀珠，不是一位子宮頸癌經切除的案例，也不是住在35-3的病人，而是一位處處為子女著想，只想讓孩子無後顧之憂的母親。想著想著，我也不禁一陣鼻酸。

喀喀喀，規律而擲地有聲的腳步聲漸漸靠近。

「媽，我要趕回去了。我有請一個阿姨，等你出院後會幫你燒飯做家事。有什麼事再打給我。」

銀珠望著前方，不發一語點點頭。

「啊呀，你頭髮怎麼那麼亂，梳子在哪裡？」

「沒有帶啊，我就一包行李哪帶得了這麼多。」

「好啦好啦。我幫你綁一綁。」

原本護理站前潑辣的女兒，像變了一個人似的，細膩的褪下銀珠已不成形的馬尾上的髮圈，輕輕地、柔柔地，以指尖仔細梳理她銀灰的髮束。最後用已經起毛球的黑色髮圈，啪嗒一聲，重新繫上馬尾。

「好啦，這樣看起來精神多了。」

望著女兒，銀珠臉上泛起微笑，這是我在她住院以來，第一次看到的笑容。

✚

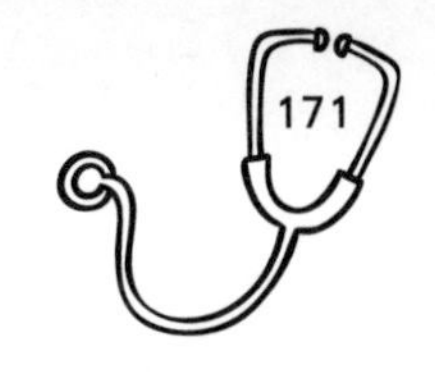

隨後兩人簡單俐落的擁抱，銀珠的眼神隨著女兒長揚而去的背影飄向遠方。

我站在一旁，將這種種看在眼裡，不知為何突然顯得畫面濕霧迷茫。

也許，世間上的親情比我們想像中有著更多容貌。

也許，一個無心的問候對某人來説是僅有的溫暖。

也許，每個患者的故事有更多外人無法知曉的隱藏版本。

也許，體制下的我們一直都做都不夠多，不夠好。

病歷是死的，可是人是活的。

僅以這句話總結，謹記在心，與35-3，不，是銀珠那緊握著雙手的溫度。

✚

醫學小學堂

3A35-3	3A代表A棟3樓病房縮寫， 35-3是病床代號。標題以代碼示意一個抽象病例，這些數字已經過改編。
G3P2A1	G為孕次，只要懷孕，不論孕期長短皆算一次；P為產次，不論死產活產只要滿二十週皆算一次生產；A為流產次數，表示懷孕二十週以內的流產。而本文的G3P2A1表示其懷孕史為：懷孕三次，兩次生產，一次流產。
cervical cancer IB1	根據國際婦產科聯盟的分期，子宮頸癌可以分為I、II、III、IV期（羅馬數字的1-4），每一期又可用A、B，1、2再細分。IB1期表示腫瘤侷限在子宮頸，並且其直徑不超過4公分。
RAH	Radical abdominal hysterectomy，「根除性腹部子宮全切除術」的縮寫。「根除性」表示除了切除子宮體與子宮頸外，子宮周圍的淋巴組織以及部分陰道也會切除。而子宮全切除術可由陰道或腹部，術式的選擇會根據病患情形有所不同。

黃P	P為professor簡稱，為「教授」之意。
conization	此處指cervical conization，「子宮頸錐狀切除術」，將子宮頸的病灶以圓錐狀的方式切除，一般用於發現子宮頸上皮病變後的進一步診斷或治療。
BMI	Body Mass Index，「身體質量指數」的縮寫，用以評估身體胖瘦程度。計算方法是體重（公斤，kg）除以身高（公尺，m）的平方，正常的BMI應在18.5到24之間，而本文的銀珠BMI不到16，屬於體重過輕。

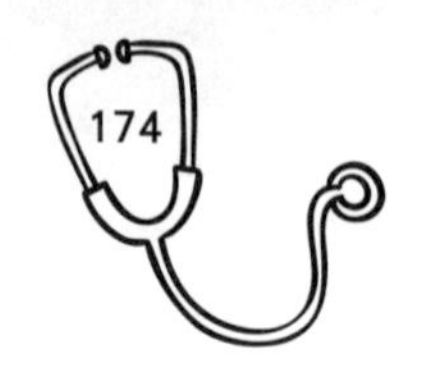

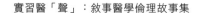

迴響 Sound Board

周姿吟

從「敘事醫學」方面評讀

▶ 場景描繪視聽並行

彷彿跟著作者的長鏡頭影像伸縮，從護理站、病房、到銀珠婆婆的身形、語氣，給予讀者充分的畫面空間，也同時收錄了醫護間、醫病間對話，從銀珠婆婆的反常牢騷：「我就說一個人就好啦！你聽不懂嗎？我想安安靜靜一個人住院也不行嗎？吵死了！」到對子女跛扈的歉意：「你聽到那個在吵架的聲音，就是我女兒。真的很抱歉，你們這麼忙，還這樣打擾⋯⋯」，最後母女間平凡但深具意義的互動，看似矛盾但細密感也盡在不言中。

▶ 人物互動充分展現

從黃P對醫學生的叮嚀、黃P與病人間的互動、護理師與

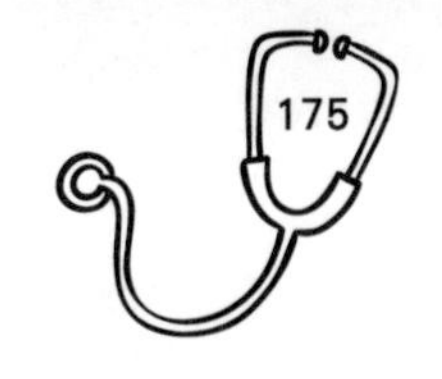

女兒的互動，充分展現不同關係間人物的溝通都是需要情感與理智並行的考量，如護理師在面對咆哮的女兒時，她的回答是令人印象深刻的：「抱歉，醫院的規定是一定要照程序走的，每個人都一樣沒有特權。我們已經盡量幫你了。如果時間上趕不及，可能要麻煩您延後行程或是改天再來辦。」護理師溫柔但堅定地回答。面對家屬劍拔弩張的態度言與護理師仍能堅守崗位，秉持正義原則，但又不失耐心地與病人溝通，呈現出醫護人員專業的臨場表現。

▶ 故事線敘述稍有跳脫感

前段開始對於護理站查房前的敘述稍加冗贅，如：

「學長，我是黃P的clerk，想請問一下老師這週有什麼病人嗎？有什麼我可以做的？」

「歐歐，第一天實習嗎？不用這麼緊張啦！老師很忙，所以接住院的病人不多。我看歐……今天只有兩床耶！」

「是哪幾床啊？可以查病歷嗎？」

「當然可以啊，你會用電腦病歷系統嗎？等一下教你……啊啊，可能要晚一點，我趕著開order，不然待會被護理師學姐追殺。你就自己找事做，等一下我們查房時再一起去看病人吧！」

✚

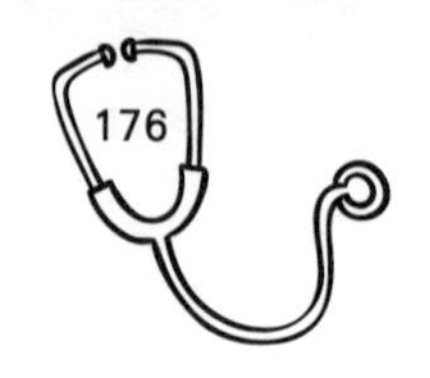

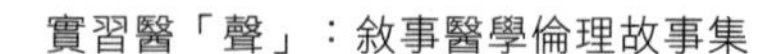

「好好，學長先忙！」

作者對當下描述生動、貼切，但感覺故事線被推移出去，或許讀者會稍難抓住該段焦點。

從「臨床倫理」方面評讀

▶ 同理心感受

從故事中可以感受到作者對銀珠婆婆深刻的關懷與同理心，面對一開始銀珠婆婆舉目無親到後來女兒出現，反而展現不顧拖累家人的母愛，鼻酸、泛淚的情感流露，到充分體認黃P所叮嚀「病歷是死的，可是人是活的」的臨床照護，體悟到每位病人都是如此獨一無二，比起可能多樣化的病情更不可被取代的，是每位病人獨特而具有溫度的生命故事。

▶ 臨床人物衝突的省思

故事中銀珠婆婆與女兒間存在著看似遙遠的距離，但故事的結尾又可感覺出母女情深的依偎，作者善用衝突對比凸顯親情的可貴。即便女兒的態度如此跋扈鮮明，銀珠婆婆仍因疼惜她而向醫護人員解釋道歉；縱使趕赴遠方工作仍不忘找人替母親安頓三餐，停下腳步替媽媽梳理頭髮，銀珠母女

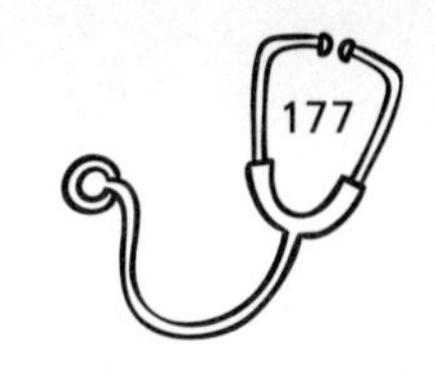

間的互動看似矛盾衝突，卻蘊藏難以言語的親情關愛，實是醫療照護中支持病人的最大力量，也帶給醫護人員不同的省思——「世間上的親情比我們想像中有著更多容貌。」日後在照顧更多病人時相信更能注意到每個家庭可能呈現的不同狀況，體諒病人的情緒與可能無法隨侍在側的親人，才能更加貫徹醫學倫理中的「行善」原則，不僅是要盡其所能延長病人的生命且減輕病人的痛苦，更能顧及其心理層面對於關愛的需求，相信在銀珠婆婆的心中不論是鄰居小妹或是外地的女兒，一近一遠間都給她無比的溫暖與支持。